健康醫學密碼

甘祐瑜 吳承寯 宋紫晴 李政哲 林冠群 邱文進
唐中道 陳嘉興 陳靜儀 潘弘偉 鄧又寧 謝元欽
合著

Unraveling
the Mystery of
Health

■ 國家圖書館出版品預行編目（CIP）資料

健康醫學密碼 = Unraveling the mystery of health
/ 甘祐瑜、吳承雋、宋紫晴、李政哲、林冠群、
邱文進、唐中道、陳嘉興、陳靜儀、潘弘偉、
鄧又寧、謝元欽合著. -- 初版. -- 高雄市：巨流
圖書股份有限公司, 2021.09
　　面；　公分
　　ISBN 978-957-732-631-7（平裝）

　　1.預防醫學　2.疾病防制　3.保健常識　4.健康法

　412.5　　　　　　　　　　　　　　110014444

健康醫學密碼

初版一刷・2021年9月

作　　　者	甘祐瑜、吳承雋、宋紫晴、李政哲、林冠群、邱文進、唐中道、陳嘉興、陳靜儀、潘弘偉、鄧又寧、謝元欽（依姓氏筆劃順序排列）
發 行 人	楊曉祺
總 編 輯	蔡國彬
封面設計	LucAce workshop. 盧卡斯工作室
插畫繪製	吳倫瑋、張謙
出 版 者	巨流圖書股份有限公司 802019 高雄市苓雅區五福一路 57 號 2 樓之 2 電話：07-2265267 傳真：07-2233073 e-mail: chuliu@liwen.com.tw 網址：http://www.liwen.com.tw
編 輯 部	100003 臺北市中正區重慶南路一段 57 號 10 樓之 12 電話：02-29229075 傳真：02-29220464
郵撥帳號	01002323 巨流圖書股份有限公司 購書專線 07-2265267 轉 236
法律顧問	林廷隆律師 電話：02-29658212

出版登記證　　局版台業字第 1045 號

ISBN 978-957-732-631-7（平裝）
初版一刷・2021 年 09 月

定價：450元

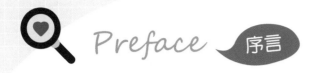

上醫治未病──義大以健康醫學超前布署，讓明天比今天更健康

　　義守大學具有全國唯五設有醫學院的綜合大學優勢，同時為因應未來社會變局，以「跨域創新、競逐全球」為辦學理念，大刀闊斧在課程設計上融合創新，自108學年度起即開設校級通識「健康醫學密碼」核心課程，一方面呼應現代人重視健康養生議題，更凸顯義聯集團的辦學特色，在正值人生獨立的初始大學階段，就替學生奠定一輩子受用無窮的健康知能。

　　與此同時，課程中藉由全校各學系學生混合編班的方式，搭起跨院系互動、合作的契機，並於課程中協助同學考取CPR急救證照，培育其健康醫學的知識與素養，刻意要送給所有進入義大學子最珍貴的人生禮物，因為深知「健康是人生幸福的起點」，我們衷心期望進入義大的所有學生都能以懂得健康為始，昂首闊步帶著健康去開創自己的璀璨未來，而非生病後才懂得健康的重要。

　　《健康醫學密碼》這本書是由本校醫學院優秀的教師群，凝聚二年的教學與實務經驗所匯集編寫而成的普及性健康知識書籍，本書涵蓋四大主軸及十大健康議題，架構嚴謹、層層推進、精彩紛呈，並結合生活情境來凸顯健康核心價值，我們希望本書的出版可以讓社會大眾更重視健康並用健康投資自己，創造更幸福的人生。

　　古人云：上醫治未病，醫術高超的醫者更擅長預防疾病。作為全國唯五設有醫學院的綜合大學，義守大學的教育使命──將以健康醫學為出發，超前布署，讓明天比今天更健康，生命可以更美好！

義守大學校長　陳振遠

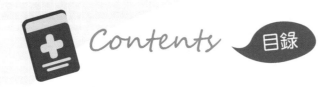

Contents 目錄

Recommended

序言

I

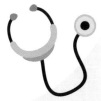

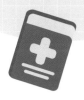

Chapter *1*

人體的奧秘

　　本章將由人體的 *11* 種器官系統，分五種屬性介紹：支持與活動屬性、訊息處理屬性、流體屬性、平衡狀態屬性，以及孕育生命屬性。藉由各個器官系統的運作與功能來說明，人體器官系統需要彼此間的協調，協同運作，才能使得人體的整體運作得以正常。這個章節將分別介紹各種器官系統的構成與功能，並討論每個系統中代表性的運作異常所可能產生的疾病。

潘弘偉

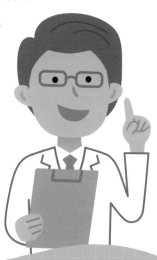

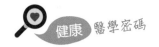
壹 人體的構成

　　生長過程中會把一群的細胞分化成有相同功能的細胞群,這個細胞群就稱為組織;不同的組織會組合成器官,這些具有特定功能的不同器官再聯合成為系統。比如間葉幹細胞慢慢分化成不同功能的心臟細胞,像是心臟肌肉細胞、心臟瓣膜細胞及心臟纖維細胞,這些細胞會結合起來成為不同的心臟組織,這些組織再整合成為一顆心臟(器官),並與其他血液循環相關器官組成循環系統(如圖1-1 所示)。

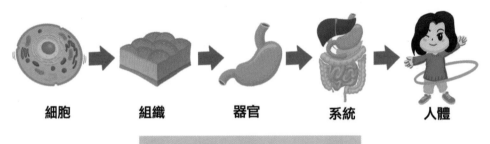

圖 1-1　器官循環系統

　　這些系統再分成生殖系統、皮膚系統、骨骼系統與肌肉系統,先組成基本的人體結構,並由神經與內分泌系統去做訊息的傳遞,其中神經系統以電位改變,經由細胞突觸纖維傳導;內分泌系統的訊息傳遞會來自於心血管系統以及淋巴系統裡面的通道,此外淋巴系統還能保護身體不受外來物侵害,為了維持這些功能人體需要有營養的來源,因此會靠消化系統做擷取,並由心血管及淋巴系統運輸,而產生的廢物則由泌尿跟呼吸系統做交換,這 11 套系統組成就完成了整個人體的功能。另外這些系統有些附加功能,比如心血管系統跟人體的皮膚系統分別可以防止與調節水分跟溫度喪失。

　　這些現象其實要傳達一個觀念──人體的器官系統間必須要互相合作，才能完成人體對於環境與生理需求改變的狀態，而這些人體反應很少是單獨一個系統來應變與進展的（表 1-1）。

表 *1-1* 人體五類器官系統的主要功能屬性

支持與活動

1. 骨骼系統
2. 肌肉系統
3. 皮膚、毛髮與指甲

訊息處理

4. 神經系統
5. 內分泌系統

流體之身

6. 心血管系統
7. 淋巴與免疫系統

平衡狀態

8 消化系統
9 泌尿系統
10. 呼吸系統

孕育生命

11. 生殖系統

貳 生殖系統

　　生命起始的過程就牽扯到我們的器官，其中生理男性的生殖系統跟生理女性的生殖系統是「最特別」的。人體所有的系統，其細胞、組織、結構等組成在男性與女性身上幾乎都相同，可是在生殖系統方面，男性與女性的結構及負責的功能南轅北轍。但是它們有一個共同的特徵，就是將正常細胞的基因訊息含量變成一半，用來傳遞給下一代。在男性生殖系統中，負責這項任務的細胞稱為精子，由睪丸負責製造，在男性的人生中可以窮極一輩子不斷地製造精子，直到年老的精子沒有活動力而達不到受孕能力。而女性生殖系統中負責這項任務的細胞稱為卵子，由卵巢中濾泡組織負責製造，直到女性的更年期停止。當卵巢長好後卵子數目就固定，所以女性一輩子只能放出固定數量的卵子（如圖 1-2 所示）。

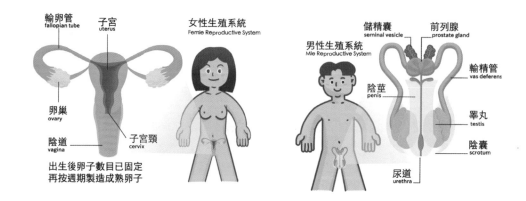

圖 1-2　男性與女性的生殖系統比較

　　女性製造卵子的組織，在胎兒時期的卵巢中就已經形成，這樣的組織細胞我們稱為濾泡，這個濾泡細胞會因為荷爾蒙的影響，出生後慢慢成熟，在生殖期（20 至 50 歲）時經由荷爾蒙調控，可以按照計畫（女性每月的生殖相關荷爾蒙分泌）成熟變成一個健康的卵子產生，所以女性一輩子可以成熟的健康卵子大概只有 400 顆，這些卵子才可以跟精子受孕，再變成完整擁有兩套數遺傳因子的受精卵。排出卵子後留下的濾泡，還會繼續發育，進展成不同的細胞階段，在發育過程中會分泌不同的荷爾蒙激素去調控子宮內膜，以及性生長的過程。因此男性與女性在生殖系統功能及結構細節上差異很大。

　　精子與卵子在輸卵管結合後成為受精卵，受精卵會迅速地在 7 至 9 天之內不斷地細胞分裂，從一個細胞分裂成數千個細胞。在分裂的過程中，受精卵的總體積大小會保持原狀，然後變成囊胚。過程中會在輸卵管裡邊移動邊分裂，直到 7 至 9 天後抵達子宮壁中子宮體的後端，同時，子宮因為女性生理週期影響，子宮內膜增厚，並且增生很多的腺體跟血管，就有機會包裹已經分裂好的囊胚細胞，囊胚細胞進而鑽到子宮壁中，形成特殊的血管，並且發育新生血管與母體連結，以供應母體養分與氧氣來滋養胚胎。

　　在 4 至 8 週之間，胚胎轉化的速度非常快，第 8 週時我們把它稱為胎兒，因為這時幾乎所有器官的雛形都已完成，胎兒的心跳開始出現。但懷孕的前 3 個月

也未必能成功地著床到子宮裡，如果失敗，就會像月經一樣流掉。另外懷孕中程（大約 25 至 26 週）時也可能流產，所以整個懷孕過程其實是非常困難，成功機率並沒有那麼高。隨著孕程前進，胚胎會不斷發育直到超過 37 週，等待最後一個器官——肺成熟後，胎兒隨時可能因為荷爾蒙的調控而出生。

懷孕到第 32 週後，肺臟才會開始真正成熟，到第 36 週，胎兒於子宮內幾乎沒有空間。在擁擠的情況下，會造成子宮壁肌肉緊張，子宮壁肌肉受到刺激，訊號就會經由神經傳導傳到母體的腦部，母體的腦部就刺激腦下垂體，分泌催產素，並透過神經傳導告知子宮壁肌肉開始收縮，最後產生陣痛，然後把小孩子生出來。這段由受精，懷孕直到生產的過程，其中許許多多故事，都透露一個重要的訊息——整個孕程都需要母體不同器官系統彼此間的協調、協同運作，才能讓人體懷孕的整體運作得以正常。

參 人體細胞組織階層

人體所有的器官，在出生時都還未完全成熟，並不足以完全適應外界環境，所以身體於出生後還要花 20 年的時間，所有的器官才會擴大成熟。比如前面提到的肺臟是在孕期第 32 週才成熟，但是人體的肺直到青少年時期才會完成——成熟後一旦遇到刺激損傷，組織細胞會受傷無法恢復，因此小孩子在生長階段，如果有長期的呼吸道疾病，就會造成肺損傷，成年後有可能會留下後遺症。

另外囊胚時期的細胞，其實是有計劃地轉換成我們身體所需要的器官組織細胞，當囊胚細胞到子宮內壁著床後，會利用特殊化學物質的濃度梯度差異，讓其轉換成不同形態的細胞，這個轉變的過程稱之為細胞分化。細胞分化是細胞因基因表現與周遭化學環境改變，轉變成特定功能細胞。囊胚細胞會分化成各種不同特殊功能的細胞，比如說它會分化成肌肉、骨骼、神經等細胞，所以細胞是生命最小的單位，然後經由分化的過程去形成不同的器官組織（如圖 1-3 所示）。

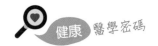

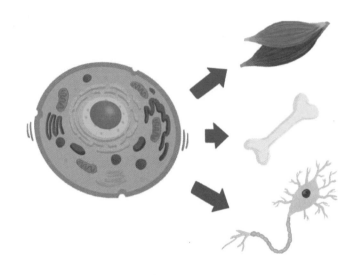

圖 1-3　細胞（cell）是生命的最小單位

肆　骨骼系統

主要組成 （main parts）	骨頭（bones） 軟骨（cartilage） 韌帶／連結組織（connective Tissue）
功能 （functions）	支持身體 支持身體移動、造血工廠（骨髓）（bone marrow） 保護器官：例如顱骨、胸骨肋骨、脊椎

　　骨骼系統有硬骨、軟骨跟結締組織，把身體的骨架撐起來，中間也有形成例如腔室的位置，比如說顱腔和胸腔以及骨盆腔，分別用來保護重要器官。除了支持及保護的作用外，還有一個最主要的功能——造血。骨骼系統會在骨髓中製造出所有血球的母細胞，而造血功能在懷孕過程中是由肝臟負責，出生後則交由全身所有的骨頭製造，直到 18 歲後只剩下中軸骨及長骨能造血。

伍 肌肉系統

主要組成 （main parts）	肌肉（muscles）／（骨骼肌） 肌腱（tendons） 韌帶（ligaments） 器官內肌肉（muscles in organs）／（平滑肌、心肌）
功能 （functions）	協助移動 體內物質移動（腸道蠕動、血液流動）

　　肌肉系統分成心肌、骨骼肌跟平滑肌，肌肉在不同的骨骼中會以韌帶跟肌腱來連接在骨頭上，來形成引力，它們可以協助身體的運動。器官中只有心臟特化用心肌處理，其他器官像血管或消化道等，均是由平滑肌組成。骨骼肌的肌肉可以受腦部控制，能夠指揮收縮或者放鬆，然而平滑肌及心肌是由自主神經系統控制，因此人體不能隨意控制心臟的跳動及腸胃的蠕動。

　　骨骼肌之所以可以運動，是透過腦傳遞訊息到運動神經來指揮骨骼肌，每一條骨骼肌由肌束組成，肌束內有一條條肌肉纖維，每條肌肉纖維上會多個肌原纖維（稱為肌肉細胞），而肌原纖維內有可收縮的單元，稱為肌節，肌節中由肌球蛋白及肌動蛋白組成，當肌肉纖維上神經的突觸發送收縮訊號時，會讓鈣離子被釋放，鈣離子會讓肌原纖維中肌動蛋白上的肌球蛋白結合位露出，並讓肌球蛋白結合後形成橫橋，對肌動蛋白施力產生滑動，即可造成骨骼肌收縮；另外肌肉間會互相拮抗，像舉手時，手臂前方肌肉會縮短，後方肌肉是放鬆的。因此肌肉不能同時延長，不然會造成拉傷。

　　運動單位（motor unit），是骨骼肌的基本運作單位。人體肌纖維的數量超過 2,500 萬條。由於所有受同一運動神經元支配的肌纖維都會同時收縮或放鬆，亦即整體地運作，所以每條獨立的運動神經元和所有受其支配的肌纖維被統稱為一個運動單位。

　　每條運動神經元所支配的肌纖維數量，與肌肉的大小並無實際關係，反而與肌肉運作時要達至的精確度和協調性有關。負責細緻和精密工作的肌肉（如眼部肌肉），每一個運動單內可能只有一條至數條的肌纖維。反過來說，專責粗重工作的肌肉（如四頭肌），每一個運動單位內就可以有數百，以至數千條的肌纖

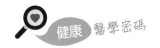

維。肌肉輸出的能力由神經系統控制，像拿雞蛋時，神經並不會讓太多條肌肉收縮，反而會捏破雞蛋，但如果像舉重，則會讓大量的肌肉收縮以舉起重物，所以肌肉與神經的配合與維持力量輸出的平衡息息相關。

陸 皮膚系統

主要組成 （main parts）	皮膚（skin）、汗腺（sweat glands）、毛髮（hair）、指甲（nails）
功能 （functions）	抵抗疾病第一道防線 維持體溫 防止體液散失

　　皮膚分成三層，表皮為死掉的角質細胞，可以成為抵抗原蟲或病菌進入體內的第一道防線；中間層為真皮層，充滿非常多血管以及部分管線，最重要的是充滿神經，因此可以當成人體感測器接收的起始點，真皮層中神經最後一段會形成感受的受器，其大小及分布的位置會不一樣，感受壓力的神經會坐落比較深沉且分布面積較大；感受溫度的神經會比較淺而且分布面積較小，所以皮膚感受溫度的變化才會比較靈敏，而不會造成受傷，所以皮膚會有不同的接受器來分析，因此皮膚上的感覺神經是我們人體最主要的感覺來源。

　　最下層為皮下組織，皮下組織裡有些脂肪及黑色素細胞，光譜中紫外光的照射會穿透到脂肪區域，協助產生維他命 D，維他命 D 會被運到腎臟並由內分泌系統活化，變成活化的維他命 D3，維他命 D3 能幫助打包好鈣離子，然後進到骨頭，另外皮下脂肪也可以保持溫度並且防止體液的散失。

柒 神經系統

主要組成 （main parts）	中樞神經：腦（brain）與脊髓（spinal cord） 周圍神經（nerves）：腦神經（cranial nerves） 脊神經（spinal nerves）

| 功能
（functions） | 控制身體
體內訊息處理 |

外部與身體內部訊息的信號進入人體後，會通過神經系統來傳遞。神經系統可以簡單分成中樞神經與周圍神經。中樞神經有腦神經及脊神經（脊椎裡的神經），腦神經由腦部發出，管理我們頭部構造，比如臉頰、眼孔、睫毛等等；脊神經則從脊髓發出，管理四肢以及內臟的。除此之外，周圍神經管理我們周遭的系統，由中樞跟周圍神經混合成的神經系統，就可以傳遞體內的資訊來控制我們的身體。神經網路最後會傳遞到大腦中做資訊整合，透過整合才能形成身體反應的訊息。

剛出生的新生兒不會説話，也不能自主活動，他的大腦皮質還需要發育才能完全掌控他的身體。大腦中透過神經細胞間的不斷連結來進行，通常一個神經細胞可以發育出 1,000 至 10,000 個樹突，意味著它可以接收多達 10,000 個不同神經細胞所傳遞的資訊。為數眾多的樹突就像蒐集情報的天線，神經細胞受到的刺激越多，大腦裡的樹突也越茂密，並與更多神經細胞的軸突取得聯繫，構成龐大且複雜的神經回路與神經網路。

神經網路不斷擴大的同時，大腦功能也會更加完備，學習讓神經回路得以不斷連結和重組，賦予大腦奧妙的可塑性。神經可塑性説明大腦會因為學習而不斷改變神經回路的連接，然而人類大腦的神經細胞從 40 歲後就停止生長，逐漸衰老、死亡而減少數量，神經細胞死亡會造成神經回路連結的永久斷裂，神經回路的斷裂除了影響記憶的提取，也干擾大腦對於感官資訊的認知和辨識功能。

我們大腦中的神經網路，需要連接成熟後才能不斷指揮以後的工作，但如果它老化，使得接收訊息能力變差，就可能無法順暢指揮人體。比如走路會踱步、手會發抖及面無表情等等，發生類似帕金森氏症的症狀。神經網路的細胞如果死亡，輸入的訊號就不能藉由後方的大量資料庫去提取，就可能會失去認知理解以及認識的能力，比如阿茲海默症其實就是因為神經細胞死亡，導致內部神經網路斷裂，形成記憶的退化以及思考理解能力的喪失。

神經系統除了由大腦輸出控制外，還有一些是身體可以自行控制，隨意志支配的骨骼肌，以及不受意志支配的自主神經系統去做自主控制的內臟。自主神經

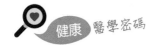

系統除了前面提到的皮膚或內臟，收到感覺神經的信號傳遞訊息給脊椎，輸出到腦部整合，其訊息再傳給運動神經系統去指揮骨骼肌。

可是維持身體運作的過程需要自主神經系統，自主神經系統又稱為自律神經系統，它可以控制所有內臟的自行運作，並分成交感與副交感神經系統兩套。交感神經系統會從脊柱的終端發出並控制體內所有的內臟，負責的功能有亢奮以及抵抗，所以激發狀態的交感神經，會抑制唾腺的唾液分泌以及消化作用、氣管擴張、心跳增加、瞳孔放大及抑制膀胱收縮，並使腎上腺素產生。交感神經的激發過一段時間後會有所緩解，原因為副交感神經會分泌乙醯膽鹼，會產生拮抗而達到平衡。比如腹式呼吸法，會使橫膈膜上下移動並造成內臟的牽動，其過程會觸發副交感神經活化，去拮抗交感神經而達到情緒緊張的減緩。

捌 內分泌系統

主要組成 （main parts）	下視丘（hypothalamus）、腦下垂體（pituitary）、胰島腺（pancreas）、松果體（pineal）、腎上腺（adrenal）、甲狀腺（thyroid）、副甲狀腺（parathyroid）、睪丸（testes）、卵巢（ovaries）	
功能 （functions）	調節體溫 參與代謝、發育、生殖 維持恆定 調節其他器官系統	
腦下垂體分泌多種激素調節身體功能	前葉	1. 生長激素 2. 甲狀腺刺激素 3. 腎上腺皮質刺激素 4. 黃體生成刺激素 5. 濾泡刺激素 6. 催乳激素
	後葉	1. 催產素 2. 抗利尿激素

　　內分泌系統為由中樞神經，傳遞訊息給下視丘，下視丘再指揮腦下垂體分泌各式各樣的荷爾蒙，讓身上分泌荷爾蒙的腺體發揮作用。這個功能最主要在管理人體所有的調節體溫、代謝、發育及生殖等等，以維持身體運作的恆定。過程為分泌內分泌蛋白後經由血管輸送到全身上下，藉由內分泌蛋白濃度梯度改變來調節，傳遞訊息速度與神經有所差異，由於需要時間緩慢分泌，所以無法處理緊急狀態。

　　內分泌系統中有一個特殊器官——胰臟，其內部帶有蘭氏小體，會分泌胰島素；還有另外一個細胞會分泌胰蛋白酶等消化液，所以胰臟分別帶有內分泌及消化系統的功能。

　　腦下垂體會分泌很多種內分泌蛋白，像是分泌生長激素來控制人體成長；分泌黃體素、濾泡素及催產素等控制女性生殖系統。腦下垂體分為前、後葉，前葉能夠分泌內分泌荷爾蒙蛋白，而後葉是下視丘神經的延伸到腦下垂體的神經組織。

玖　循環系統

主要組成 （main parts）	心臟（heart） 血液（血漿、紅血球、白血球、血小板）（blood〔made up of plasma, red blood cells, white blood cells & platelets〕） 靜脈（veins） 動脈（arteries） 微血管（capillaries）
功能 （functions）	運輸氧氣與養分 運輸身體廢棄物質

　　血管系統，由心臟和三種不同架構的血管、裡面流動的血漿及血球組成，功能為輸送氧氣及養分到全身，並回收廢棄的物質到腎臟，以及肺臟去交換及過濾。心臟的跳動過程其實是心房先打開，讓血液進入心房，然後心房壓縮，心室打開讓血液流入心室，之後壓縮心室，再將血液打進血管流出，過程中由於有瓣膜存在，可使血液只出不進，以防止血液回流。

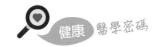

但心臟跳動有時會有心律不整的現象，會不規則跳動，如果未及時處理，會造成心猝死，其死亡率可高達九成。緊急治療方法為使用體外電擊器先讓心臟停止跳動，之後施以心肺復甦術，使心臟恢復規律跳動。另外心血管疾病有一點很重要，心血管系統中最常產生嚴重傷害的是血管，血管輸送血液時，如果因飲食不正常，血脂會變高，使脂肪沉積在血管內壁中形成脂肪斑點。這時候血流經過會形成旋渦，就可能磨擦血管內壁造成傷害——人體只要受傷，便會啟動發炎反應並修復的步驟，最終形成纖維化——纖維化過程就會在血管中形成結疤，藉由很多的類固醇、血小板及肌肉細胞轉移，並分泌纖維性物質，就會使結疤增大造成血管粥狀硬化，因此血管的空間會變得很小，血流通過時根據伯努力定律的情況下會形成高壓，有可能造成動脈血管破裂。此外，靜脈所形成的血栓也有可能塞在這個地方造成血管栓塞；動脈粥狀硬化的部分越來越厚就會形成血管硬化，往往會造成心血管疾病，像高血壓或是心肌梗塞。

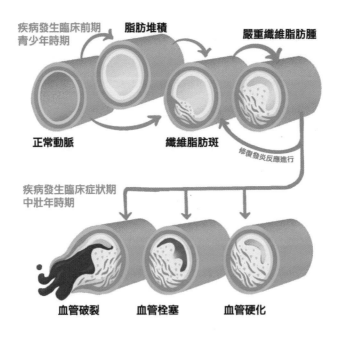

圖 1-4　心血管疾病發生的各期症狀

拾 淋巴系統

主要組成 （main parts）	淋巴器官（iymphoid organ）：扁桃腺（tonsil）、淋巴結（lymph nodes）、胸腺（thymus）、脾臟（spleen） 淋巴管（lymphatic vessels） 淋巴液（iymphatic fluid） 白血球（white blood cells） 內臟管壁之疏鬆結締組織──如腸胃道等
功能 （functions）	抵抗疾病

　　淋巴系統是第二個和血液系統一樣有管路的系統。腸胃道先將吸收的脂溶性養分輸送到淋巴管，再藉由淋巴結形成過濾作用──微生物或寄生蟲在淋巴結裡會被淋巴球辨識後清除。整個淋巴系統除了淋巴球以及其管道外，身體組織中也存在部分具吞噬能力的白血球（在不同組織中有不同的名字），它們也會吞噬外來物質，例如嗜中性球、嗜酸性球、巨噬細胞以對應細菌、病毒或原蟲之類的東西。

　　人體還有像扁桃腺，脾臟以及胸腺等，由淋巴一樣的組織器官特化而成，所以我們感冒的時候為什麼會扁桃腺發炎，是因為其扮演淋巴結的功能，細菌病毒在這裡進行免疫反應，所以會腫大發炎，這個就是淋巴系統的其中一個功能。裡面的白血球除了巨噬細胞之外，還有 T 細胞及 B 細胞，會扮演後天性免疫反應的角色，就像對抗 COVID-19，會希望施打疫苗後使身體產生特異性抗體將其中和，產生記憶性的 T 細胞及 B 細胞，使 COVID-19 病毒在身體中被凝集並被吞噬、清除掉，解除進展成重症的可能性。

　　因為現今環境的複雜性增加，環境中的生物、化學物質或是一些新興傳染病病原，通常會誘發身體產生抗體，但這些抗體在對抗外來物質後，由於自身細胞蛋白質與外來物蛋白質太像，形成抗體攻擊自身細胞蛋白的自體免疫疾病。「自體免疫疾病」即自己體內產生抗體去對抗自己體內的抗原，引發一連串免疫反應所造成的疾病，也就是「自己打自己」的免疫疾病。此類疾病在已開發國家中的盛行率約 2-5%，可侵犯單一或多個器官。從 2006 年到現在，關於自體性免疫反

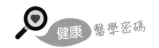

應而使用健保的數量越來越多，常見的有第一型糖尿病，其為遺傳所造成的，因為自體所產生的抗體去攻擊蘭氏小體，造成胰島素無法生產而形成糖尿病（詳情亦可見第7章「遠離慢性病」）。另外女性常見的紅斑性狼瘡，以及類風濕性關節炎等都是目前臺灣常見的自體性免疫疾病。

拾壹 消化系統

主要組成 （main parts）	口（mouth） 胃（stomach）、肝（liver）、胰（pancreas） 小腸（small intestines）、大腸（large intestines）、 直腸（rectum）
功能 （functions）	消化吸收身體所需營養

消化系統在人體中，占所有器官的最大宗，所以大部分的疾病及癌症都發生在這個系統中，但人體也需要它們全部合併在一起，才能把營養消化、吸收用以產生能量。

首先介紹胃，胃一天大概可分泌 7,000 公升的胃酸，胃酸所分泌的胃蛋白酶可以分解蛋白，由於其酸度與鹽酸相同，因此也具有殺菌功能。當食物進入胃部時會產生壓力而分泌胃酸，如果生活照三餐中間不吃零食，胃酸分泌一陣子後會往下送到十二指腸，再被膽汁中和；可是如果一天到晚都在吃，胃酸不斷分泌，加上若伴有長期壓力、肥胖及懷孕等，造成賁門無法阻止胃酸回流而灼傷食道，就會變成胃食道逆流，胃酸如果不斷灼傷食道，就會使其腸化而產生巴瑞氏食道症，並有可能形成食道癌，雖然發生的比例不高，但是真正變成食道癌之後，存活率可能一到兩成不到。

再來到肝臟，肝臟的功能除了合成特定新的蛋白質，分解死掉的紅血球，還可以過濾血液——不只是從腸胃道的門靜脈血管，還有動脈的血管，注入後由肝臟靜脈引導出來，所以總共有三個血管對肝臟進行血液灌注，其扮演很多特殊的功能。另外肝臟的硬化的原因不只是病毒的感染、喝酒，或是吃高脂肪高醣類的

東西才會造成，肝臟儲存太多醣類、脂肪也會誘發發炎反應，人體發生發炎反應後往往無法有效修復，就會在損傷的區域填充纖維物質，進而形成肝硬化。肝硬化後，腸胃道營養從門脈來的血液就輸送不進去（因肝臟中肝小葉都被纖維間隔開，血管無法有效地將血液輸送進去），造成門靜脈壓力過高，使得胃及食道中的血管變成靜脈曲張，脾臟變成兩倍大。食道靜脈曲張的患者如果攝取太多食物，嘔吐時就可能因靜脈曲張的部位被刮破，造成口吐鮮血的情況。

再來是吸收養分的大小腸，分別會吸收水分跟養分，它們所帶有的益生菌會協助腸內環境的穩定及免疫細胞抵抗疾病的效果。

消化系統最重要的一個器官是胰臟，胰臟除了內分泌胰島素來控制血糖外，也帶有澱粉酶、蛋白酶及脂肪分解酶等幫忙消化，同時，胰臟是人體唯一能夠分泌脂肪分解酶的器官。胰臟分泌消化液來協助食物的分解，注入口在十二指腸。食物剛被鹽酸分解後送到十二指腸，會跟膽汁混合產生酸鹼中和，再進入小腸被分解跟吸收，因為胰臟消化液注入口跟膽汁的注入口幾乎在同一個位置，如果這裡發炎、受損，之後可能會影響消化液注入，進而影響營養的吸收；另外胰臟如果癌變成癌症，存活機率非常低且生存時間也不長。

拾貳 泌尿系統

主要組成 （main parts）	腎臟（kidneys） 膀胱（urinary bladder）
功能 （functions）	過濾血液廢物 移除血液中有害物質 調節體液 維持身體恆定 酸鹼平衡 調節血壓

泌尿系統可以過濾人體水份，其中最重要就是腎臟，它可以調節身體體液的平衡，維持血壓正常。腎臟位於人後腰部，每天能過濾超過 10,000 cc 的血液──可以說每分鐘大概有 1 公升左右的血會流到腎臟。腎臟裡有腎絲球和腎小

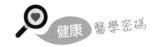
管，組成 100 萬個腎元，不停進行過濾、清理、回收並排出廢物。

高血壓時容易傷害腎臟血管，使得血管硬化肥厚，血管壁會像被層層洋蔥皮包裹阻塞，造成管腔狹窄、腎絲球缺血，逐漸造成腎絲球硬化壞死，嚴重的腎臟疾病可能需要洗腎。腎臟會因糖或脂肪攝取過多，以及血液壓力太大，造成血液在過濾時不斷摩擦腎臟的血管壁，血管會發炎，進而纖維化，變得無法再過濾，當血液過不去之後血壓就會越來越高，最後形成心臟損傷──因此整個身體運作會因為我們的飲食異常而受到一定程度的傷害。

拾參 呼吸系統

主要組成 （main parts）	肺（lungs） 鼻咽（nasal passages） 喉（throat）、鼻（nose）
功能 （functions）	身體內氧氣與二氧化碳交換清除場所 酸鹼平衡

最後來到呼吸系統。當氣體送到肺臟時，血液從右邊的心臟往上打到肺臟，肺泡中的氧氣會與血液中的二氧化碳交換，讓血液除了攜帶氧氣到細胞做有氧反應產生能量外，也維持體液中的酸鹼平衡。

呼吸系統以喉嚨為分界線，可分為上呼吸道系統及下呼吸道系統。下呼吸道系統常會因抽菸造成肺發炎，形成肺纖維化，最後形成慢性阻塞性肺病（COPD），也就是俗稱的「菜瓜布肺」。它會使氣體無法再進來做交換──比如感染 COVID-19，引起的死亡率不高，但會造成肺部發炎，然後誘發肺纖維化，這種不可逆性的變化使肺功能大幅減弱，目前尚未有有效的治療方法可完全治癒。

呼吸系統具有身體內氧氣與二氧化碳交換的功能，因此我們最擔心的就是肺部的永久損傷。根據世界衛生組織（World Health Organization, WHO）表示，菸害是引起全球死亡危險因子中最主要的因素。菸草中含有超過千種的化學物質和化合物，其中包含有毒物質中數百種，還有近百種的致癌物，所以吸菸幾乎會傷

害身體的每一個器官，還會致癌。肺癌是頭號癌症殺手，吸菸不僅會增加罹患肺癌的機會約 20-30 倍，罹患肺癌後，近九成的肺癌死亡案例可歸咎於菸害。此外，讓患者一直咳的慢性阻塞性肺病發生率也很高，分析慢性阻塞性肺病患者的死亡案例，起因於菸害的也占了八成之多──或者我們也可以說，當抽菸者與不抽菸者同時罹患慢性阻塞性肺病時，抽菸者會因此死亡的機會是不抽菸者十多倍以上。

拾肆 總結

人體運作的平衡與協調，需要多重系統協調，例如：適應高海拔環境時，人體性能須協調內分泌系統、心血管系統、骨骼造血系統等運作才能增加紅血球生成，提高攜氧量；又例如，人體體液分布需要腎臟泌尿系統、心血管系統等協助體液重新分布；就連身體簡單的手部操作工作，都需要透過神經系統、肌肉與骨骼系統的合作才能完成。因此，人體器官系統需要彼此協調，協同運作，才能使得整體運作正常。

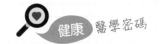

參考資料

一、書籍

- 史蒂夫·帕克（Steve Parker）作，郭品纖譯（2018），《人體百科：最全面的人體導覽書》。臺北：楓書坊文化。
- 尹莘玲、吳俊杰、韋又菁、陳怡庭著（2018），《實用病理學》（5 版）。臺北：華格那。
- 王志生、朱㴷億、宋明澤等人著（2019），《病理學》（5 版）。臺北：新文京開發。

二、資訊網站

- 照護線上。網址：https://www.careonline.com.tw。

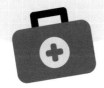

Chapter 2

吃對了？教你吃出好營養

吃，是我們每天不得不進行的事情，我們常聽到「民以食為天」、「吃飯皇帝大」，這些話顯示我們對飲食有多在乎。然而隨著時代進步，從過去農業時代，食物單一，只求吃飽，演變至今，食物的選擇變得多元化，卻也帶來許多飲食引起的疾病──例如我們常聽到的代謝症候群、三高（高血糖、高血壓、高血脂）等等。因此，如何正確選擇食物及營養來源，並保持身體的健康，對於現今的你我皆非常重要喔。

謝元欽

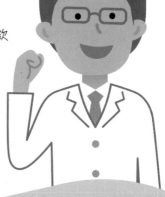

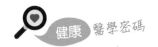

 壹 吃對東西的重要性

♥ 一 ｜ 錯誤飲食常導致疾病的發生

人，與生俱來就需要透過吃來維持生命的運作，透過多元的食物跟營養素滿足身體的所需，讓我們可以正常地成長跟生活。臺灣早期在農業時代，大家僅講求溫飽，食物的選擇也相對少，當時的慢性疾病族群比現在相對低很多。然而，隨著時代演進，食物的選擇也越來越豐富，但我們也發現隨著飲食多元化，在臨床上也發現許多飲食相關的疾病，其盛行率不斷在向上提升，例如俗稱的代謝症候群（肥胖：過度攝取熱量，導致脂肪於體內堆積，在外表上所觀察到的現象）、三高（高血壓、高血糖與高血脂）、膽結石、痛風、關節炎、呼吸中止症等等。最嚴重也可能導致癌症的發生，例如長期使用硝酸鹽含量高的烤香腸或是燒肉，常常使罹患大腸癌的風險增加。

♥ 二 ｜ 常見的飲食風險

由於近年因飲食所造成疾病情況不斷增加，加上現在人對食物選擇也越加講究。為了讓大家了解飲食上所存在的風險，我們參考知名醫學雜誌《刺胳針》（The Lancet）近期刊登的一項研究，他們指出 15 種與死亡率相關的飲食風險。

風險 1：吃太鹹

目前在美國 2020 的〈飲食健康指南〉中，建議每人每日對鹽分（鈉）的攝取量為 2,300 毫克（臺灣為 2,400 毫克），然而絕大多數的人往往因為對食物不了解或錯誤的飲食習慣，使我們每天都有過度攝取鈉的情況發生。根據統計，高鈉的飲食習慣與引致高血壓發生有高度的相關性，也是目前造成健康危害的重大殺手之一。

風險 2：吃太少全穀類

生活水準的提升，讓現代人的飲食越來越精緻，尤其在主食的選擇上都以精緻澱粉為主，對全穀類的選擇是越來越少了。然而，全穀類含有對人體至關重要的維生素跟礦物質，因此目前多倡導成人應每天攝取 100-150 克左右的全穀類，在全穀類有著麩皮，胚芽和胚乳，可提供豐富的礦物質與維生素供人體使用，因此可以多選用紫米、糙薏仁、糙米、全燕麥等全穀類的穀物，對人體都是很棒的選擇。

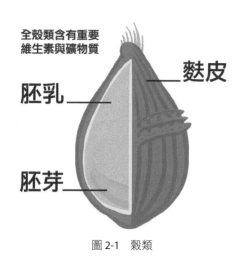

圖 2-1　穀類

風險 3：吃太少水果

攝取水果是希望能從中獲得維生素 C 及膳食纖維，目前許多人是以喝果汁來替代吃水果，認為可以由多喝果汁或水果加工品（醃製水果）來替代。然而這裡指的水果是食用原型的水果為主──例如喝果汁常使用果汁機壓榨新鮮水果，但因為在果汁均質化的過程中，會伴隨高熱的產生而使維生素 C 氧化，讓果汁中維生素 C 的含量下降；另外因為果汁中含有豐富的糖分，直接喝果汁就和喝糖水一樣，會讓血糖迅速飆升，反而使身體的血糖控管變得比較不穩定；此外，水果做成果汁後，也會讓膳食纖維含量變低。因此，食用新鮮的原型水果非常重要，千萬不要以喝果汁來代替吃水果的好習慣，反而造成水果攝取不足。

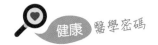

風險 4：吃太少堅果種子

核桃、腰果、芝麻、葵瓜子、花生、杏仁等堅果種子類，是近年非常盛行的養生食物，主要是因其含有豐富的單元不飽和脂肪酸，可協助降低血脂及減少心血管疾病風險發生。大家為了健康，認為每天吃堅果對人體是有益的，然而過量攝取反而會讓身體過度攝取油分，容易造成熱量攝取過多而增加體重的負擔。因此在堅果的食用上一定要控制份量的攝取，例如每日一份堅果種子（「一份」堅果種子類約含有脂肪 5 公克、熱量 45 大卡）。份量建議花生 13 公克（約 15粒）、腰果 10 公克（約 5 粒）、核桃仁 7 公克（約 3 粒）、瓜子 15 公克（約 1小把）、杏仁果 7 公克（約 6 粒），這樣的攝取量對身體健康是有益的。

風險 5：吃太少蔬菜

蔬菜本身有豐富的植化素、維生素及礦物質，因此長期缺少蔬菜的攝取，易產生大腸癌、心血管疾病、便祕、痔瘡等潛在疾病問題。根據衛生福利部國民健康署（以下簡稱衛福部國健署）公布的〈102-105 年國民營養狀況調查〉，臺灣國人也有 86％的人有蔬菜攝取不足的情況。因此本章建議每日應攝取 300-430克新鮮蔬菜、冷凍蔬菜或乾燥蔬菜，蔬菜汁、醃漬蔬菜、馬鈴薯不算在內。

風險 6：omega-3 脂肪酸太少

Omega-3 是常見於魚類及海鮮中的重要營養素，其中 Omega-3 脂肪酸又包括 EPA（二十碳五烯酸）、DHA（二十二碳六烯酸），其可用於強化免疫系統並改善過敏，更可預防心血管疾病及維護腦部健康（強化腦部功能、延緩老化）。因此常食用秋刀魚、沙丁魚、鯖魚，鮭魚等海鮮都是很棒的選擇。

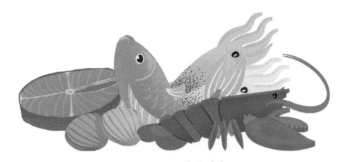

圖 2-2　Omega-3 脂肪酸來源

風險 7：吃太少豆類

豆類是常見的植物性蛋白質來源，目前大眾普遍認為要補充蛋白質應該選擇動物性蛋白質為主，然而，過量攝取肉類易導致飽和脂肪與膽固醇過高，反而增加心血管疾病風險，因此植物性蛋白質的攝取對人體反而是好的，建議每日植物性蛋白質攝取量約 50-70 克。

風險 8：喝太少牛奶

牛奶中有豐富的蛋白質、鈣、磷、鉀、維生素 A 及 B2，其中又以鈣質為最重要。近年有諸多研究更建議每天應攝取 350-520 毫升的奶類，無論是全脂肪、低脂肪、零脂肪的牛奶或羊奶都可以。根據衛福部國健署最新公布的國民營養狀況調查，也顯示國人嚴重偏離建議攝取量，因此養成適時攝取牛奶的習慣也相當重要。

風險 9：吃太多紅肉

紅肉已被目前世界衛生組織列為「可能致癌物」，主要因為紅肉的脂肪含量較高，因此過度攝取容易在體內形成致癌物，並提升自由基的含量，而導致身體發炎，進而增加腸道相關癌症的風險。

另外紅肉中也含有大量的苯丙胺酸及肌胺酸，紅肉經 150°C 的高溫烹煮後，會產「異環胺」這個生致癌物質，會導致大腸癌及女性乳癌風險的上升。因此每日紅肉（豬肉、牛肉、羊肉）的份量建議不要超過 27 克。

風險 10：吃太多加工肉品

加工肉品為了能夠長期保存，抑制細菌的孳生，常會加入高鹽分進行醃漬、添加防腐劑或其他化學製劑，因此若過度食用，會增加健康損失的可能性。如果可以，建議還是選用原型且低度加工的肉品為主，對人體健康及蛋白質的補充也是相當有益的。

風險 11：喝太多糖飲

糖，是人體的主要能量來源，但過度攝取常導致代謝症候群發生，甚至造成

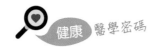

肥胖及慢性病，因此千萬不要過度攝取糖類。根據衛福部國健署最新公布的國民營養狀況調查，國人普遍過度攝取甜飲料，同時現代謝症候群及心血管疾病的風險都有上升的趨勢，因此在飲料的攝取上盡量以健康飲料（如水、無糖的飲品）為主，對身體都是非常好的選擇。

風險 12：吃太少纖維

根據衛福部國健署最新公布的國民營養狀況調查，現代人在蔬菜、水果、全穀類雜糧、豆類在飲食攝取上都嚴重偏離建議攝取量，因此也讓膳食纖維的攝取嚴重不足。膳食纖維有助於穩定血糖、控制體重及改善血中膽固醇過高等問題，因此建議每日攝取量應維持在 19-28 克間。

風險 13：飲食中鈣質太少

根據衛福部國健署最新公布的國民營養狀況調查，顯示國人在鈣質的攝取上，嚴重偏離飲食指南的建議。鈣質為維持人體內骨骼及發展的重要營養素，若缺乏可能導致血壓不平衡，及成長緩慢（長不高）或骨質疏鬆症的問題發生。因此建議多攝取相關的食物如牛奶、優格、起司等都是很好的選擇。

風險 14：飲食中的不飽和脂肪酸太少

目前已知多元不飽和脂肪會降低低密度脂蛋白膽固醇，因此每日飲食中應含有多元不飽和脂肪的油脂（約占全日熱量的 9-13％），例如植物油、葵花油等。

風險 15：吃太多反式脂肪

目前已知食用過多反式脂肪及飽和脂肪，容易使膽固醇沉積在血管壁，並增加心血管疾病的風險，因此目前並沒建議的使用劑量。國人常食用鹹酥雞、速食（如麥當勞、肯德基等等）、Pizza及油炸類食物，都含有過量的反式脂肪及飽和脂肪，因此應該要減少攝取量。

貳 主要的營養來源

我們藉由攝取食物讓身體維持正常運作——透過醣類（碳水化合物）、脂質及蛋白質來進行。這三種主要來自日常生活中各類營養來源，例如水果類、蔬菜類、全穀雜糧類、豆魚蛋肉類、乳品類及油脂堅果類等六大類。另外還需要維生素讓人體的酵素及蛋白質可以正常運作，並結合礦物質來維持神經傳導及生理功能的正常運作。最後，還需要結合不可或缺的水作為各類營養物的主要溶劑。

一 三大營養素：醣類（碳水化合物）、脂質及蛋白質

醣類（又稱碳水化合物）

1. 產生能量：是人體內主要的能量來源，也是身體優先使用的能量來源（1公克糖可產生4大卡能量）。

2. 保護組織蛋白：充分攝取醣類可避免能量不足，降低體內蛋白質（肌肉或其它器官）的消耗。

類型	常見範例	食物範例
單醣	葡萄糖、果糖、半乳糖	水果中所含之醣類為果糖及葡萄糖
雙醣	蔗糖、乳糖、麥芽糖	牛奶中之乳糖（由半乳糖＋葡萄糖所組成）
多醣	澱粉、肝醣、膳食纖維	澱粉：米、麥等無穀雜糧類 纖維：蔬果中無法由人體消化的殘渣

脂質（lipid）

1. 產生能量：是人體中相較於醣類，可作為能量來源利用的另一個來源，1克脂肪能夠產生9大卡熱量。

2. 穩定細胞：人類細胞膜由雙層磷脂質所組成，因此脂肪類為組成細胞膜（cell membrane）的之重要材料。

3. 作為脂溶性物質之溶劑：脂溶性維生素也需要透過脂質作為主要溶劑，透過消化系統而進入小腸中，再透過血液傳送到身體的每一個細胞中。

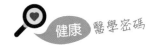

4. 提升食物之風味：脂肪使食物味美，促進食慾（炸雞、烤雞、Pizza、牛排）。

5. 提升飽足感：增加食物停留在胃的時間，可令人有飽足感（satiety）。

蛋白質（protein）

蛋白質是生物體內的重要成分，可用於修復及建造組織、促進生長發育並可調節人體內的生理機能等等，是人體中十分重要的營養來源之一。

其中蛋白質在進入人體進行使用前，需透過蛋白酶分解成更小的物質，俗稱胺基酸，胺基酸可以參與人體內的各種生物化學反應，讓人體得以正常運作，因此若人體中的蛋白質異常，就會導致疾病的發生。蛋白質共有 20 種，分為非必需胺基酸（11 種）及必需胺基酸（9 種）兩類。

1. 非必需胺基酸：一般指人體可自行合成的胺基酸——人體可利用其他胺基酸經由生物化學機轉進行轉換而自行合成，目前已知共有 11 種。

2. 必需胺基酸：一般指只存在食物中，生物體無法自行合成，只能經由食物中進行攝取的胺基酸，被稱為必需胺基酸。動物需攝取必需胺基酸用以製造蛋白質。因此若人體沒有透過飲食額外攝取，將影響我們的生理功能，目前已知共有 9 種。

	必需胺基酸	生理功能
1	苯丙胺酸（phenylalanine）	讓人保持警覺性、改善記憶
2	纈胺酸（valine）	改善肌肉協調功能、安定情緒
3	蘇胺酸（threonine）	可防止肝臟脂肪堆積
4	色胺酸（tryptophan）	可作為精神鬆弛劑、減輕焦慮與疼痛
5	異白胺酸（Isoleucine）	協助血紅素生成
6	白胺酸（leucine）	促進骨頭、皮膚、肌肉組織的修護
7	甲硫胺酸（methionine）	可保護頭髮、皮膚及指甲健康
8	離胺酸（lysine）	可幫助鈣質吸收、促進體內骨骼生成
9	組胺酸（histidine）	可幫助嬰兒成長

♥ 二 │ 礦物質

具有維持生理功能、神經系統傳導和新陳代謝功能運作，並由鈉、碘、鐵、鋅、鈣、鎂、磷、鉀組成——在過度攝取或是攝取不足時常會引發疾病。

鈉離子	
作用	可維持體內酸鹼及水分的平衡，令神經系統及肌肉操作正常
缺乏反應	可能引起胃口欠佳或腸胃不適情況發生
過量攝取	可能引致高血壓或增加鈣質流失
食物來源	食鹽加工或醃製過的食品如：鹹酸菜、燒味、火腿、臘味

碘離子	
作用	可以維持甲狀腺功能、製造甲狀腺素、調節新陳代謝、維持頭髮皮膚及指甲健康
缺乏反應	可能引起甲狀腺腫大及影響兒童智力及發育遲緩
過量攝取	可能引起甲狀腺腫大
食物來源	海產、紫菜

鐵離子	
作用	協助人體內紅血球的製造
缺乏反應	可能引起缺鐵性貧血發生
過量攝取	可能引致肝臟衰竭、便秘
食物來源	肉類、內臟、蛋黃、深綠色蔬菜、全麥穀類、豆類、乾果

鋅離子	
作用	可以維持協助製造蛋白質、促進生殖功能運作及維持酵素的功能並幫助傷口復原
缺乏反應	使兒童生長及發育遲緩，並降低免疫能力、且容易感到疲倦及有脫髮情況發生

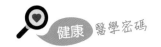

過量攝取	可能引致免疫功能損害、腸胃不適
食物來源	肉類、奶類、蛋類、全麥穀類、海產、豆類

鎂離子	
作用	堅固骨骼和牙齒、幫助製造蛋白質、幫助心跳調節及神經系統傳導功能
缺乏反應	可能引起肌肉無力、抽筋、心律不整、容易疲倦、憂鬱情況發生
過量攝取	可能引致增加鈣質流失及腸胃不適
食物來源	深綠色蔬菜、全麥穀類、肉類、豆類、果仁、糙米、香蕉

鈣離子	
作用	可以堅固骨骼和牙齒、幫助血液凝固，協助肌肉和心臟收縮、協助神經系統、傳導功能
缺乏反應	可能引起骨質疏鬆、牙齒疾病、生長遲緩情況發生
過量攝取	可能引致腎結石或腸胃不適
食物來源	奶類、豆類、深綠色蔬菜、沙丁魚或三文魚、芝麻

磷離子	
作用	可以維持體內堅固骨骼和牙齒、維持酸鹼平衡、幫助碳水化合物和脂肪的新陳代謝保持腎臟健康
缺乏反應	骨骼脆弱、肌肉無力
過量攝取	肌肉抽搐及增加鈣質需求
食物來源	全麥穀類、奶類、肉類、蛋類、豆類、魚類、家禽、乾果、果仁

鉀離子	
作用	可以維持體內水分及酸鹼平衡、維持心跳功能、維持神經系統傳導功能
缺乏反應	可能引起疲倦、頭暈、抽筋、心律不整
過量攝取	可能影響心臟功能
食物來源	全麥穀類、肉類、水果、乾果、蔬菜

♥ 三│維生素（維他命）

　　維生素是人體不可或缺的元素（由 A、B、C、D、E、K 所組成），且可從日常飲食中攝取。若日常飲食及生活作息正常，通常不需要額外補充。

維生素 A	可維持視力、人體內黏膜及皮膚的正常功能 若長期缺乏可能會導致夜盲症的發生
維生素 B6	可協助人體內的蛋白質代謝進行 缺乏時，可能產生貧血，甚至影響心理功能，導致憂鬱症發生
維生素 B12	可協助體內紅血球再生，並且保護神經細胞， 缺乏時可能會引起惡性貧血
維生素 C	可協助人體內膠原蛋白的生物合成，並具有抗氧化及增強人體免疫力的功能 缺乏時可能出現牙齦容易出血及傷口癒合緩慢的情況
維生素 D	可協助體內鈣質的調控，維持骨骼的正常功能 缺乏時將可能導致骨質疏鬆症的發生或導致食慾不振
維生素 E	具有抗氧化及延緩細胞老化的功能，另外也能夠加速傷口癒合
維生素 K	可調節人體內的血液凝固功能，並幫助鞏固骨骼 缺乏時將導致血液不能凝固，傷口難以癒合，並可能導致骨質疏鬆症

　　我們生活中也常因維生素不平衡而導致一些小問題（例如：頭疼、疲勞、嘴破或是失眠等等），除了可以透過額外補充市售的綜合維他命外，也可以由各類不同的營養素進行攝取。例如：

嘴唇乾裂	原因：鐵及維生素C的缺乏 解方：可以透過瘦肉、胡椒、甘藍菜及豆腐來補充
乾癬	原因：維生素B、維生素D及鋅的缺乏 解方：可以透過雞蛋、鮮蝦、鮪魚及香菇來補充
憂鬱症	原因：維生素B、維生素D及鎂的缺乏 解方：可以透過堅果、菇類、麥類及甘藍菜來補充
頭皮屑	原因：維生素B7、脂肪酸缺乏 解方：可以透過鮭魚、杏仁、花生醬及葵花籽來補充
頭痛	原因：維生素B6、維生素B12及鎂缺乏 解方：可以透過南瓜籽、桃子及香蕉來補充
疲勞	原因：維生素B、鐵及鎂缺乏 解方：可以透過橘子乾、桃子、豬肝及核桃來補充

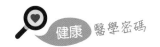

嘴破	原因：維生素B3、維生素B12、鐵及葉酸缺乏
	解方：可以透過黑豆、白菜、酪梨、鱒魚來補充
失眠	原因：維生素B、維生素D及鎂缺乏
	解方：可以透過黑豆、白菜、酪梨、鱒魚來補充

常見的生活飲食小知識

Q1：喝水的重要性——我該喝多少水呢？

喝水的重要性：

A. 是人體內含量最多的物質：水約占成年人體重的 60-70％，人體血液中大部分物質是水分，我們的肺、肌肉、大腦等器官中也含有大量水分。

B. 為體內營養物質的良好溶劑：多種礦物質、葡萄糖、微生物、胺基酸及其他營養素的良好溶劑，參與體內的物質運送，它將營養物質透過血液及血管運送到細胞內，同時運走體內的代謝廢物。

C. 調節體溫：體內能量代謝產生的熱，通過體液傳到皮膚表面，或透過蒸發及排汗帶走多餘的熱量來保持體溫恆定。

D. 黏液潤滑劑：關節潤滑劑、消化道分泌的胃腸黏液、唾液、呼吸系統氣道內的黏液、泌尿生殖道黏液……。

我該喝多少水呢：

目前根據公式成人體重換算：40 mL×體重（公斤數）＝一日水量。

Q2：鮮奶、奶粉、保久乳營養是否相同？

新鮮的牛乳是無法長期存放的，因此為了長期保存及運送的需求，相關業者就開發出各類型的牛乳製作方式。一開始業者會從不同的牧場取得新鮮的牛乳，接著均質化，讓每批牛乳在製造過程中品質都是一致的。再透過不同的殺菌及包裝方式，讓我們可以便利地取得牛乳，以便補充鈣質等重要營養素。

另外根據現有的資料分析，各家鮮奶整體而言僅在於滅菌方法不同，其營養價值是相似的，並不會有顯著的差異，唯一的不同是飲用時的風味會有所差異。

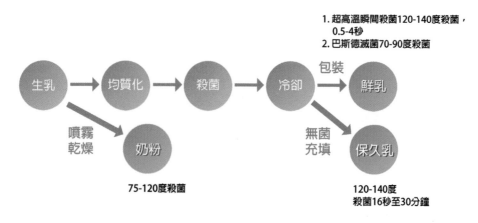

圖 2-3　乳製品相關製程

Q3：體重多少才叫標準？

我們通常會依據「體重標準衡量指標」快速分析一個人的體重是否在標準範圍內，其指標我們稱為身體質量指數（BMI）＝體重（公斤）／身高（公尺）^{2}。

	BMI < 18.5	18.5 ≦ BMI < 24	BMI ≧ 24
體位判斷	體重過輕	健康體位	體重過重 （BMI ≧ 27 則為肥胖）
說明	體重過輕，營養不良或骨質疏鬆等健康問題	一般 BMI ＝ 22 的重量為標準體重	體重過重／胖，容易增加糖尿病、心血管疾病風險

Q4：利用體脂儀偵測體脂的目的？

我們常使用 BMI 來判斷個人的體重是否合乎標準體位，但 BMI 通常是透過身高及體重作為分析基準，並不是很完備的方式。例如有兩位受試者皆為 100 公斤、175 公分，一位為健身教練、一位為肥胖者，此時兩人雖然有同樣的 BMI 值，但是體態看起來卻是完全不同。主要原因在於健身教練身上多為肌肉組織，有較少的脂肪；反觀肥胖者是肌肉較少，有較多的脂肪。加上脂肪組織體積為肌肉組織的三倍──這也是為什麼在同等 BMI 數值下，肥胖者的體態看起來較

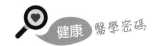
大。因此除了 BMI 外，應該加測體脂肪才是判別體態跟身體是否健康的依據。

體脂計的原理：為透過量測身體的電阻值，並結合身高體重及性別推算出全身體脂的百分比。體脂率＝（脂肪重量÷體重）×100％

性別	理想體脂率範圍	
	30 歲（含）以下	30 歲以上
男性	14-20％	17-23％
女性	17-24％	20-27％
肥胖判斷	男性＞20％ 女性≧25％	男性≧25％ 女性≧30％

Q5：體重過重該如何瘦？

維持人體的能量平衡，當身體累積多餘的 7,700 大卡熱量，就會增加 1 公斤的體重。

a. 攝取量＝消耗量→體重維持

b. 攝取量＞消耗量→體重增加

c. 攝取量＜消耗量→體重減少

因此若能依據個人的需求量身打造能量需求，將能協助在飲食上獲得適當的熱量攝取。

每人每日所需能量＝每日總消耗熱量 TDEE＝基礎代謝率×活動倍率

A. 基礎代謝率（Basal Metabolic Rate, BMR）：是維持生命所需（安靜狀態下維持呼吸循環系統、神經系統以及肝腎等器官組織的運作）的最低熱量。

依據美國運動醫學協會提供的公式：

男 BMR＝（13.7×體重〔kg〕）＋（5.0×身高〔cm〕）－（6.8×年齡）＋66；

女 BMR＝（9.6×體重〔kg〕）＋（1.8×身高〔cm〕）－（4.7×年齡）＋655

B. 每日總消耗熱量（Total Daily Energy Expenditure, TDEE）：依據活動量的不同乘以不同倍率，例如：

I. 久坐：長時間在辦公室工作，不常運動＝BMR×1.2

II. 輕量運動：每週進行輕鬆運動 3-5 日＝BMR×1.375

III. 中度運動量：每週進行中強度運動 3-5 日＝BMR×1.55

IV. 高強度運動量：每週進行高強度運動 6-7 日＝BMR×1.725

V. 超高度運動量：每週勞力密集工作或是進行高強度訓練 1-2 次以上
＝BMR×1.9

肆 時下風行之飲食策略

一 | 生酮飲食（Ketogenic Diet）

生酮飲食是什麼？

我們常聽到生酮飲食這個詞，也曾聽說好像是對健康有益的飲食方法，或是可以用來減重的一種方式，但是你知道到底生酮飲食是什麼嗎？

簡單而言，生酮飲食是一種利用脂肪作為能量來源的飲食方法，是一種高脂、足夠蛋白質、低碳水化合物，並誘導酮體（ketone bodies）產生的一種飲食法。這個方法起源於 1911 年，一位法國醫師 Gulep，首次將飢餓療法用於癲癇病童，發現癲癇病童的發病次數因此減少。該研究發現人在飢餓時產生的酮體，會促進腦部中 GABA（一種抑制性神經傳導物質）的合成，在經過酮體的刺激後，所增加的 GABA 能抑制腦部的不正常放電，進而減少癲癇發病的機會。

這樣的概念後來被運用至一般人，目前設定的安全使用比例為醣類 5%、蛋白質 15% 及脂肪 80%。

生酮飲食的潛在副作用

1. 可能引發酮酸中毒：通常正常人攝取生酮飲食，體內所升高的酮酸並不會影響血液 pH 值，所以造成酮酸中毒的風險不高。但是糖尿病第一型

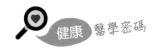
糖尿病或是第二型患者嚴重控制不良者，會因為代謝異常的問題，有中毒風險。

2. 引發血脂失衡：生酮飲食幾乎斷絕大部分的碳水化合物，所以三酸甘油酯指數可能會降低，但因為生酮飲食的配方建議攝取大量油脂，且目前有研究指出常攝取奶油、豬油或椰子油等含有較高飽和性脂肪酸的油脂，會增加低密度脂蛋白膽固醇，因此也增加血脂失衡的風險。

3. 增加急性心肌梗塞風險：根據報告，過去有生酮飲食者在沒有心肌梗塞的疾病史情況下，發生急性心肌梗塞問題，因此有學者推測可能與心肌缺乏肝醣的能量有關。且生酮飲食者在水果類、全穀雜糧類及蔬菜類的攝取量皆受到限制，因而使得微量營養素與抗氧化營養素攝取量降低，進而影響心臟的功能。

二│防彈咖啡（Bulletproof Coffee）

防彈咖啡是近年非常風行的一種飲料，但是防彈咖啡是什麼你知道嗎？是喝了可以防彈的咖啡嗎？還是有什麼神奇的功能呢？防彈咖啡起源於美國的一位工程師戴夫・阿斯普雷，他的靈感來自去西藏旅行時所品嘗到的酥油茶，啟發了他回國後使用「咖啡＋無鹽奶油＋椰子油」的飲料配方，後來發現每天早餐時以此一杯咖啡替代，竟達到降低體重的目的。

觀察配方可以發現，其與生酮飲食都有高油脂低碳水化合物（醣類）的特性，以高脂肪為能量來源，透過代謝脂肪來獲得能量──咖啡可以提神並加快新陳代謝，油脂可以增加飽足感，因此人體會處於高度代謝模式，達到減重目的。

防彈咖啡作法：240cc 黑咖啡＋15-30cc 椰子油＋15-30g 無鹽奶油，倒入果汁機，20-30 秒打勻。

防彈咖啡的潛在副作用

1. 防彈咖啡為極低醣類、高脂肪的飲食模式，其中油脂成分占總熱量 70% 以上。

2. 可排掉體內的大量水分並加速脂肪的代謝，但因椰子油為飽和脂肪，因此長時間大量攝取可能會造成血管栓塞。

3. 目前美國心臟協會已指出，多數研究認為奶油、椰子油與血液中膽固醇及增加心血管疾病的風險有相關性，所以三高患者最好避免飲用。

4. 不建議飲用的族群，如有高血壓、脂肪肝、高血脂、心臟病、膽結石、痛風高尿酸患者、代謝症候群等等。

💓 三｜地中海飲食（Mediterranean Diet）

主要指地中海周邊國家的飲食模式，通常使用大量橄欖油、豆科植物、水果和蔬菜、天然穀物，適量魚、乳製品（乳酪和芝士）及紅酒，少量肉製品為特色。通常建議：

- 每餐攝取新鮮的蔬菜水果、全穀根莖類及橄欖油。
- 每日攝取乳製品（乳酪和芝士）、堅果種子、辛香料及香草。
- 每週攝取新鮮的魚貝類、豆類、雞蛋、白肉及少量的紅肉。
- 避免攝取加工肉品及甜點類。

💓 四｜得舒飲食（Dietary Approaches to Stop Hypertension, DASH）

得舒飲食是用於協助高血壓患者的飲食方式，通常不會嚴格限制食物，也不會強調熱量的計算或營養素的控制。飲食上要懂得選擇富含鎂離子、鈣離子、鉀離子等有助於調控血壓的營養素食物，並且減少攝取鈉離子、含飽和脂肪酸及額外添加糖的食物，以達到協助控制血壓的效果。

通常在食材的選擇上要掌握如下原則：

1. 多選擇新鮮的蔬菜水果、豆類及全穀雜糧類。

2. 適量選擇低脂肉品（魚肉、雞肉等等）、低脂肪乳品。

3. 少選擇紅肉及加工肉品（常伴隨高油高鈉，有增加高血壓之風險）。

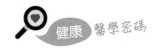
伍 總結

　　每個人都應該找出最適合自己的飲食方法——每日由飲食中獲得身體所需每種營養素且份量充足，讓攝取與消耗的熱量達到平衡，就是均衡營養。同時，天天均衡食用六大類食物——每類食物提供不同的營養素，每類食物都要吃到建議量，才能達到均衡。

　　量身打造最符合自己的能量攝取需求——依照個人年齡、性別和活動強度，找出合適的熱量需求及建議份數，均衡攝取六大類食物，才能得到均衡的營養，維持健康。並養成固定運動的習慣——運動可促進多餘能量消耗，促進新陳代謝及維持身體機能。

參考資料

一、書籍

• 李亞芳、黃睦淳、劉凱莉、顏啟華（2018），〈生酮飲食
（ketogenic diet）之機轉及臨床應用〉。《家庭醫學與基層醫
療》，33（9），頁263-268。

二、資訊網站

• 林世航（2019），強迫脂肪代謝！解密讓人又愛又怕的「生酮
飲食」減肥法。網址：https://news.ebc.net.tw/News/Article/
151333。

• 康健雜誌。網址：https://www.commonhealth.com.tw。

• 照護線上。網址：https://www.careonline.com.tw/。

• 衛生福利部國民健康署（2017），國民營養健康狀況變遷調查
102-105年成果報告。網址：https://www.hpa.gov.tw/Pages/ashx/
File.ashx? FilePath=~/File/Attach/10443/File_11960.pdf。

• 衛生福利部國民健康署（2018），每日飲食指南手冊。網址：
https://www.hpa.gov.tw/Pages/EBook.aspx?nodeid=1208。

• U.S. Department of Health and Human Services and U.S. Department
of Agriculture [ODPHD]（2018），2015 – 2020 Dietary Guidelines
（美國 2015-2020 飲食指南）。網址：https://health.gov/our-
work/food-nutrition/previous-dietary-guidelines/2015。

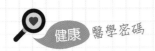

Chapter 3

告別黑心食物

....

　　隨著現今社會發達，居住環境的都市化與發展，我們生活所需的各類食物越來越依賴食品產業的供應。不透明的製作過程，不必要的添加物質，皆大大增加食品安全的風險，日積月累下，食安風暴便逐漸醞釀而生。在儲存食材或料理食物時，如果缺乏謹慎的態度與衛生習慣，也會讓致病性微生物有機可乘，在食物中大量滋長，因而導致食品中毒。所以我們應該要多充實食安知識，建立正確的飲食觀念，才能減少食安問題的侵擾，跟黑心食物說再見。

唐中道

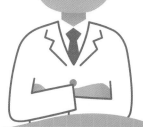

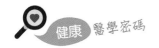
壹 認識食品安全

一 什麼是食品安全？

人類維持生命不可或缺的食品，其中含有許多營養，例如：碳水化合物（carbohydrate）、脂肪（lipid）、蛋白質（protein）、維生素（vitamin）、礦物質（mineral）以及水（water）等，這些成分具有提供熱量、構成身體組織及調節生理功能的作用。

食品除了具備營養，能提供能量所需外，更應該具有食用安全性。若因處理不當或交叉汙染（cross contamination），導致微生物滋生或產生毒素，輕者會引發人體的腹瀉（diahhrea）、嘔吐（vomiting）、發燒（fever）等症狀，重者則可能會致人於死，因此食品的安全性和消費者的健康及生命息息相關。

不安全的食品是不足以作為食用的，尤其近年因業者有意或無意地添加有害物質於食品當中，導致消費者心存疑慮，釀成人心惶惶的食安風暴。已產生變質、腐敗狀況的食品，以及食品中可能含有的致病性微生物、天然毒素、化學物質、非法添加物等等，這些對於人體健康或生命有害的物質，都是食品安全與衛生上需要受到關注的重點。為了因應社會大眾對食品安全與衛生之要求逐漸提升，不論是食品業者或政府機關都應採取更積極的態度與措施，來排除或減低可能發生的食安風險，以確保食品的品質及安全，提供民眾生活所需。

二 食品安全的涵義

世界衛生組織對於食品安全及衛生的定義如下：「食品安全，是指從原料的種植、採收、捕獲，經由各種加工、調理到生產、製造，乃至於食品送到消費者手上時，仍能保有安全性、完整性及健全性，其間所必要採取的措施。」由此觀之，我們必須從原料控管、加工處理、生產製造及消費者的衛生教育等多方面著手，才能不斷提升食品安全及衛生。

為了確保食品的安全及衛生，我們必須從源頭就開始控管原料，因此不論是植物的栽種或動物的畜養殖，都應提升食品安全及衛生的管理觀念。此外，更要加強微生物或化學汙染物的安全標準，減少可能產生的危險因子。唯有高品質的

水準要求，才能提升製造水平及確保消費者的安全健康。

　　此外，食品加工（food processing）是將食品由原料轉變為適合食用之過程。各式原料須經前處理、調配、加工、貯藏，然後運輸到各個地點販售，最終送到消費者的手上。這些過程複雜而繁瑣，需注意的部分相當多，因此一套完整有系統的衛生管理流程，是確保食品加工安全的有效做法。舉例來說，國內外所提倡的食品良好作業規範（good manufacturing practice, GMP）、良好衛生規範準則（good hygienic practice, GHP）、危害分析重要管制點系統（hazard analysis and critical control points, HACCP）等，這些皆為相當適用的衛生安全管理系統，有助於一般食品工廠、餐飲製造業者或物流業者管理食品安全相關的問題，提升食品安全及衛生的水平。

貳　食品中可能的致病因子

一｜食品原料的組成

　　食品依人體所需和可能產生危害的因子，可分為碳水化合物、蛋白質、脂質、維生素、礦物質、酵素、有機酸、色素、香氣成分、呈味物質、水分、有害物質等成分。

　　肉類大多富含蛋白質等營養成分，其酸鹼值也適合微生物生長，因此幾乎各種肉類在適當的溫度之下，時間一久均易滋長微生物。大多數的蔬菜，其酸鹼值略近中性，因此微生物也可能生長汙染。水果之酸鹼值略低，較不適合食品腐敗細菌與致病菌生長，常發生黴菌與酵母菌的汙染。

　　發酵乳、泡菜及醃漬食品，因為具有較低的酸鹼值，不適合微生物生長，所以可利用這種處理方式延長食品的保存。此外，食品之變質或腐敗，亦可能受到本身所含有之酵素而受到影響，例如：蘋果去皮後，顏色會快速變成茶褐色，此種變化便是由於食品本身所含有的酵素發生作用而產生品質的改變。

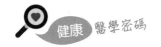
二 ｜ 食品中的天然毒素

一般食用的生物在生長情況下，其本身就可能產生對人體有害之天然毒素，當人們吃入帶有天然毒素的食品就會引發食品中毒，依其來源可分為動物性、植物性及微生物天然毒素。舉例來說河豚、有毒貝類等含有動物性天然毒素，馬鈴薯、樹薯等含有植物性天然毒素，菇類毒素、黴菌毒素等為微生物性天然毒素。

三 ｜ 食品中的化學物質

食用到存於食品之中的化學物質所造成之食品中毒，稱為化學性食品中毒。疏忽或不當添加於食品、生產過程中過量、處理過程中添加、從包裝或容器等溶出，諸多情況皆可能造成有害化學物質出現在食品中，這些皆為引發化學性食品中毒的原因。

1. 疏忽或不當添加於食品的有害化學物質

    在製造、加工、調配、包裝、運送、貯存等食品處理過程中，業者為了著色、調味、防腐、漂白、乳化、增加香味、安定品質等多種原因，在食品中添加化學物質，這些化學物質稱為食品添加物。由於過量的食品添加物會對人體產生危害，因此根據食品衛生管理法，食品添加物的使用範圍和限量均應符合政府的規範。然而部分業者因疏忽或不當使用，造成食品有害化學物質的中毒事件發生，例如過去曾發生的不當添加硼砂事件，使消費者對於購買食品的品質信心大受打擊。

2. 生產過程中過量的有害化學物質

    以農藥殘留為例，如果農民按規定使用合法的農藥，依據安全採收期的規範進行蔬果採收，再配合消費者食用前的清洗，能將農藥殘留問題減至最低。但是有些農民因未按照規定濫用農藥，導致農藥殘留問題發生。像是農藥滴滴涕（DDT），因毒性較強，恐對生態及人體健康造成長遠影響，政府已宣布禁用；過去曾經發現蔬果中竟含有禁止使用之農藥，如西瓜，葡萄和草莓中檢出禁用農藥事件，這些都突顯了不當使用農藥而衍生出的問題。

3. 處理過程中添加之有害化學物質

　　食品在加工、製造、保存過程中添加有害化學物質造成食品中毒，以三聚氰胺事件最為著名。三聚氰胺（化學式：$C_3H_6N_6$）是製造美耐皿的原料，可形成三聚氰胺甲醛樹脂，常用於製造日常使用之器皿。這類器皿的物理性質類似陶瓷，堅硬不變形且不易碎，因此常見於我們生活周遭的碗碟。但美耐皿加熱後，可能溶出有害的化學物質產生毒性，所以不可以置於微波爐中加熱。

　　由於三聚氰胺含氮量高，所以被黑心造假者利用，添加於食品中，企圖魚目混珠，製造蛋白質含量高之假象，因而引發美國寵物食品汙染和中國毒奶粉事件等嚴重的食品安全事件。

4. 從包裝或容器等溶出的有害化學物質

　　在食品的生產過程中，食品包裝或容器會直接與食品接觸，因此可能受到外力、內容物的性質或溫度的變化，使得食品包裝或容器中的化學物質溶入食品中，進而對消費者的健康產生影響，降低食品的安全與品質。

四 │ 食品中的過敏物質

　　依據衛生福利部食品藥物管理署（以下簡稱衛福部食藥署）所公布的食品過敏物質，包含有：(1)芒果、(2)螺貝類、(3)奇異果、(4)花生、(5)大豆、(6)奶類、(7)含穀蛋白之穀物、(8)魚、(9)軟體動物、(10)堅果、(11)羽扇豆、(12)芝麻種子、(13)蕎麥、(14)甲殼類、(15)蛋、(16)芹菜、(17)芥菜、(18)二氧化硫濃度超標之原物料。建議消費者在選購前，先注意食品外包裝之標示，可避免購買到自身會對其過敏之食品。

　　此外，可能造成過敏性食品中毒的過敏物質還有魚肉中天然存在的組織胺（histamine）。許多的紅肉魚，如鯖魚、沙丁魚、秋刀魚、鮪魚等，含有較高量的組胺酸（histidine），長時間放置於室溫下會受到細菌影響，使得組胺酸轉變為組織胺，進而引發易過敏體質者產生過敏反應造成不適。由於這種轉變發生在魚肉腐敗的初期，不易由外觀或氣味加以辨別，因此須特別注意。

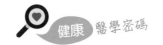

參 食品的變質與腐敗

一 | 為何食品會變質與腐敗？

當食品原料置於室溫下一段時間，會因本身所含之酵素、微生物與環境交互作用，發生食品變質或腐敗的情況，最終導致食品劣化而失去食用的價值。因此，如何防止食品變質與腐敗，避免食入不良品質的食品而發生食品中毒，是維護食品安全上的重要課題。

二 | 變質與腐敗對食品產生之影響

食品變質與腐敗受溫度、酸鹼值、水活性、食品種類及微生物汙染等因素影響，如圖 3-1 所示。

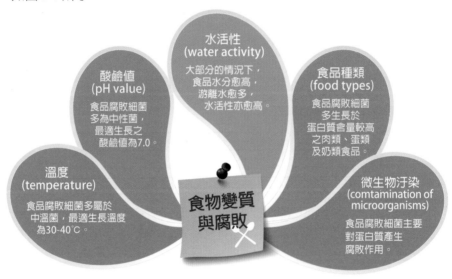

圖 3-1　影響食品變質與腐敗之因素

三 | 如何防止食品變質與腐敗

如上所述，造成食品變質與腐敗的因素很多，其中影響較大者為溫度和水活性，若能掌控這些變因，就能延緩食品的變質與腐敗，達到維持食品品質及保存

營養的目的。舉例來說，微生物的生長需要適當的溫度，低溫保藏可降低微生物的活性，延長保存時間。此外，微生物的生長需要水分，為了避免食品發生變質與腐敗，可利用減少或去除過多的水分來達到延長保存目的。所以，當食品進行加工處理或貯藏時，可以視食品的特性選擇最適當的加工或存放方式，來防止食品的變質與腐敗。

肆 何謂食品中毒？

一｜食品中毒之定義與分類

依據衛福部食藥署之定義如下：「兩人或兩人以上，攝取相同的食品且發生相似症狀，自可疑之食物檢體、人體檢體、或者其他有關環境檢體（如空氣、水、土壤等）中分離出相同類型（如血清型、噬菌體型）的致病原因，則稱為一件食品中毒（a foodborne-disease outbreak）。」

此外，食品中毒可依不同的危害性質，如：生物性、化學性或物理性危害進行食品中毒分類。

生物性危害	由有害細菌、病毒或其他病原菌所引起
化學性危害	由重金屬、不當使用農藥、毒素、防腐劑、漂白劑、超標的食品添加物等所引起
物理性危害	金屬、玻璃、塑膠及木片等所引起

二｜臺灣食品中毒事件分析

根據衛福部食藥署統計，臺灣食品中毒自 1981 年至 2017 年間共發生 8,440 件，患者人數共有 136,824 人，其中 57 人死亡。觀察及分析所蒐集的數據，食品中毒的月分，以每年 5-10 月較多——主要因夏季氣候高溫多濕，易造成細菌繁殖，導致細菌性食品中毒事件較多，進入秋季雖然氣候較為涼爽，但由於此時消費者警戒心降低，未能注意食品的貯藏，導致食品中毒的事件仍常常發生。

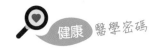

在食品中毒事件之病因物質方面，約有 60% 的食品中毒事件可以找出致病因子，其中屬於生物性危害的細菌性和病毒性食品中毒約占 90%，化學性食品中毒約占 10%。細菌性食品中毒事件，病因物質以腸炎弧菌、金黃色葡萄球菌及仙人掌桿菌較為常見，可能與國人飲食習慣，喜歡食用生食及海鮮類有關。

在導致食品中毒的原因食品方面，不明原因占大多數，而原因清楚者，以水產品、水產加工品與複合調理食品（含餐盒）造成食品中毒的件數最多。這可能與國內的外食人口眾多，調理食品之方便性有關，其次水產品與水產加工品，與腸炎弧菌應有密切的關係。

在食品中毒事件發生之攝食場所方面，發生食品中毒最高的地方以供膳營業場所最多，其次為自宅和學校。此外，供膳營業場所及學校由於食用者大量且集中，因此每次發生食品中毒事件時，人數都相當眾多，所以在這些場所用餐時，要注意其食品的安全與衛生。

伍 生物性危害造成之食品中毒

從上述的臺灣食品中毒事件分析中我們可以得知，在食品中毒事件病因物質的部分，大多是屬於生物性危害所造成，而生物性危害大多是由致病性之細菌或病毒所引起，接下來分別就細菌性和病毒性食品中毒進行介紹。

一 食品中細菌生長的因素

細菌（bacteria）是一種原核生物，雖然微小但能自給自足，且生化代謝之複雜程度並不亞於高等生物。特別的是細菌具有細胞壁，隨著菌種的不同而其組成有所差異，利用細胞壁組成成分的肽聚醣（peptidoglycan），透過革蘭氏染色法（Gram stain），進行顯微鏡觀察可加以分類，其中革蘭氏陽性菌染色後呈紫色，陰性菌則呈紅色，利用鑑別細菌的形態、排列、特徵及染色結果我們可以將不同的菌種加以區分。

此外，食品營養、酸鹼值、溫度、時間、氧氣和濕度等因子是細菌生長的基本條件，如圖 3-2 所示。由於環境中本來就會有細菌或其他微生物存在，所以我們必須控管這些因子來防止細菌在食品中增殖。

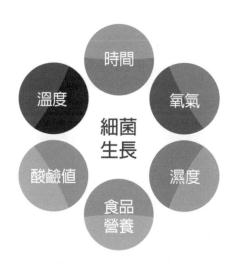

圖 3-2　食品能提供細菌生長之基本條件

1. 食品為細菌生長之營養源

　　細菌繁殖的首要條件是有足夠的營養，因此大部分的細菌喜愛高蛋白質及高碳水化合物的食品，如肉類、海鮮、豆類、米飯及馬鈴薯等等。

2. 食品中適合細菌生長的酸鹼值

　　大部分食品是略偏酸性，酸鹼值略低於 7。高酸性食品如檸檬、番茄，細菌較不易生長，醃漬的水果、蔬菜可利用加酸的方式來延長保存，例如使用醋，可以降低食物酸鹼值，來達成減少細菌增殖的目的。

　　酸鹼值 7 以上表示是鹼性食品，如橄欖、蛋白或蘇打餅乾等。大部分的細菌喜歡中性環境，但是卻有能力在酸鹼值略低或略高的範圍生長，因此要特別注意。

3. 食品中適合細菌生長的溫度

　　由於大部分的致病細菌可在 5 至 60℃的範圍內生長，就是一般所謂的食品溫度危險區（temperature dangerous zone, TDZ），像是室溫或是電鍋保溫的溫度皆處於食品溫度危險區中，因此必須特別注意食品切勿放置於危險溫度區太長時間，避免細菌繁殖。

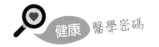

4. 細菌存在食品中的時間

在理想狀況下，細菌每 15 至 30 分鐘能呈倍數性的成長，因此大多數的細菌能在數小時內完成 100 萬個世代的繁衍。所以，縮短食品處理和貯藏的時間，對於防範細菌繁殖是很重要的。

5. 氧氣

各種細菌對氧氣的需求量不同，好氧菌需要在有氧氣的情況下才能生長，厭氧菌則不需要氧氣仍能生存，所以厭氧菌在真空包裝或罐裝食品中仍能存活，需特別注意。

機能性厭氧菌於好氧或厭氧的環境下都能生長，造成食品中毒的致病菌大多屬於這類型。因此，包裝時控管氧氣含量並非防範食品中毒細菌的最佳做法，大多數的致病菌會找到適合它們生長的氧氣條件，所以在購買食品時，還是需要小心，注意食品是否已受汙染。

6. 濕度

食品中的水分通常可分為兩種：結合水與自由水。自由水即游離於食品組織間隙中，具有流動性，因此微生物能利用自由水生存繁殖，並導致食品腐敗。所以必須注意測定微生物生長環境中之自由水才有助於了解其與食品腐敗之關係。

二 | 細菌性食品中毒

細菌性食品中毒，依其致病方式的不同可分為感染型、毒素型及混合型。

感染型	在食品中大量繁殖，透過攝食該食品後，將病原菌吃下肚所引發的食品中毒。主要的症狀有腹瀉、發燒。 常見的細菌有腸炎弧菌（*Vibrio parahaemolyticus*）、沙門氏菌（*Salmonella*）等。
毒素型	病原菌汙染食品後，於食品中大量繁殖並產生毒素，人類在攝食時將毒素吃下肚，經腸道吸收後所引發的食品中毒，主要的症狀為嘔吐。 常見的細菌有金黃色葡萄球菌（*Staphylococcus aureus*）、肉毒桿菌（*Clostridum botulinum*）等。

混合型	病原菌（或芽胞）透過食品進入人體後，在腸道內發生感染、增殖或產生毒素而引發的食品中毒。 常見的細菌有病原性大腸桿菌（*pathogenic Escherichia coli*）、仙人掌桿菌（*Bacillus cereus*）等。

♥ 三｜病毒性食品中毒

食媒性病毒（foodborne viruses），如同食品中的病原性細菌，可引起食品中毒，危害人體健康。雖然感染人類的病毒通常在食品中無法增殖，但可以經由糞口途徑的傳染方式，在人與人間互相傳播並產生疾病。

病毒性食品中毒主要的症狀是腹瀉和嘔吐，也可能會發生腹部痙攣、肌肉痠痛、發燒等。通常感染後 1 至 3 天開始出現症狀。大多數病人可以完全恢復，但如果是嬰幼兒或年長者，可能因嘔吐或腹瀉而流失體液及電解質，又無法立即補充，導致嚴重的併發症。

蝦、蟹、貝類為檢出腸胃炎病毒最多的食品種類。

♥ 四｜生物性危害造成食品中毒的原因

由於臺灣地處亞熱帶，一年四季從早到晚的溫度均適合細菌生長繁殖，所以需要特別注意。常見生物性危害造成食品中毒的原因如下：

1. 生、熟食互相汙染。
2. 調理食品的器具或設備未清洗乾淨。
3. 冷藏及加熱處理不足。
4. 食品調製後放置在室溫下時間過久。
5. 工作人員衛生習慣不良或本身已被感染仍繼續工作而使食品受汙染。
6. 水源被汙染。

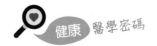
陸 常見造成食品中毒的細菌

A. 腸炎弧菌（*Vibrio parahaemolyticus*）

特性	革蘭氏陰性菌，具鞭毛，為兼性厭氧菌，不形成孢子。常見於沿海地區，在 3%鹽濃度中生長佳，不適於淡水中繁殖。在適宜的溫度下（30-37℃）可快速繁殖。10℃以下不增殖，60℃以上加熱 10 分鐘可被殺死。此菌可引起感染型食品中毒。
常見的汙染食品	主要造成食品中毒的汙染食品為魚貝類、海產等，特別是生食及水產加工品。
食品中毒發生原因	該菌汙染魚貝類生鮮食品，之後因生食或食用受到交叉汙染的食品。
食品中毒症狀	潛伏期約 12-24 小時，症狀有噁心、嘔吐、上腹疼痛、腹瀉、發燒，少有死亡案例。
預防方法	1.因 10℃以下該菌不增殖，所以可低溫保存生鮮魚貝類。 2.因該菌無法在淡水中生長，所以可於烹煮前以大量淡水洗淨。 3.因該菌無法耐熱，所以可加熱殺菌。 4.可將生熟食進行分隔，避免因生熟食使用相同砧板而產生交叉汙染。

B. 沙門氏菌（*Salmonella*）

特性	革蘭氏陰性菌，具鞭毛善於運動，為兼性厭氧菌，不形成孢子。該菌廣泛存於動物界，可經由人、貓、狗、蟑螂、老鼠等途徑汙染食品。最適生長溫度為 7-20℃，不耐熱，使用 60℃以上加熱15分鐘可被殺死。此菌可引起感染型食品中毒。食品中毒中常被分離出來的沙門氏菌是鼠傷寒沙門氏菌（*Salmonella typhimurium*）和腸炎沙門氏菌（*Salmonella enteritidis*）。
常見的汙染食品	受汙染的畜肉、禽肉、蛋品、乳品等動物性食品。豆餡、豆製品等蛋白質含量較高的植物性食品亦有可能。

食品中毒發生原因	該菌可透過動物糞便汙染於肉品、蛋品及乳品等食品中，以及受汙染食品不慎交叉汙染至其他食品，如便當、沙拉等。
食品中毒症狀	潛伏期約 12-24 小時，症狀有噁心、嘔吐、上腹疼痛、腹瀉、發燒等。
預防方法	1.操作人員須注意清潔衛生，防止食品受到汙染。 2.料理場所禁止貓、狗、鳥等動物進入。 3.保存於5℃以下，以低溫保藏食品。 4.避免食品間交叉汙染，分隔生熟食。

C. 金黃色葡萄球菌（*Staphylococcus aureus*）

特性	革蘭氏陽性菌，外觀為球狀，無鞭毛，不形成孢子。廣泛分布於自然界，像是人或動物的皮膚、鼻咽腔、環境灰塵都可找到此菌。最適生長溫度為 35-37℃。10℃以下不增殖、不耐熱，60℃以上加熱 30-60 分鐘可被殺死。在食品中生長時，會產生腸毒素（enterotoxin），該毒素具有耐熱性，100℃加熱 1 小時仍無法完全破壞毒性，因此很容易引發食品中毒事件。此菌可引起毒素型食品中毒。
常見的汙染食品	受汙染之肉製品、家禽、蛋製品、魚貝類、乳製品、盒餐、生菜沙拉及麵包產品等。
食品中毒發生原因	食品受到該菌的汙染，生長繁殖後產生毒素，因而造成食品中毒。此外，食品在處理過程中或烹調後，在室溫下放置時間過長，導致該菌增殖後產生毒素，消費者在食用含有毒素之食品造成食品中毒。
食品中毒症狀	潛伏期短約 1-5 小時，症狀有嘔吐、腸胃炎症狀、腹瀉等。
預防方法	1.當傷口有化膿情形時，應避免從事料理、食品加工等工作。 2.因 5℃以下該菌不會生長，也不會產生毒素，故食品應置於低溫保存。 3.食品料理後或攝食前，避免置於室溫太長時間。 4.分隔生熟食，避免交叉汙染，導致食品中毒。

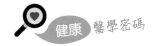

D. 肉毒桿菌（*Clostridium botulinum*）

特性	革蘭氏陽性菌，外觀為桿狀，具鞭毛及產生孢子的能力。該菌為厭氧菌，在缺氧狀態下能生長且能產生毒素。因此常見引發的食品中毒為毒素型食品中毒。本菌中毒致命率為所有細菌性食品中毒中最高。 此外，該菌所產生之毒素可分為 A-G 七型。雖然本菌毒素的毒性很強，但毒素不耐熱，因此可利用高溫加熱的方式避免食品中毒。
常見的汙染食品	殺菌消毒不完全之罐頭食品、火腿、香腸、臘腸、醃製或燻製肉品等。
食品中毒發生原因	人體的腸道是適合該菌居住的環境。攝食受到該菌汙染之食品，該菌或其芽胞會在體內萌芽增長及產生毒素而引發食品中毒。
食品中毒症狀	潛伏期約數小時至 36 小時。此外，該菌產生的毒素為神經毒素，症狀有噁心、嘔吐、腹瀉等，進而產生視力模糊、吞嚥困難等神經症狀，嚴重時會產生四肢麻痺、呼吸困難，最後致人於死，因此死亡率很高。
預防方法	1.該菌 10℃以下不易生長發育，可低溫保存食品。 2.降低食品的酸鹼值，或以乾燥、鹽漬、糖漬等方式減少食品水活性，避免該菌生長產生毒素。 3.適量添加微生物抑制劑，如香腸添加亞硝酸鹽可抑制肉毒桿菌的生長。 4.罐頭食品食用前最好煮沸，因該菌之毒素不耐熱，加熱可使毒素被破壞，此外，避免食用有異狀之罐頭食品，如滲漏、膨罐、腐蝕等。

E. 仙人掌桿菌（*Bacillus cereus*）

特性	革蘭氏陽性菌，外觀為桿菌，具有鞭毛，可形成孢子。該菌為兼性厭氧菌，有氧氣環境下生長較佳。最適生長溫度為 30℃，廣泛存在於自然環境中。該菌可產生多種不同的毒素，所引發的食品中毒主要可分為嘔吐型及腹瀉型兩種。
常見的汙染食品	嘔吐型大多與米飯或澱粉類製品有關，腹瀉型主要是香腸、肉汁等肉類製品、果醬、沙拉、布丁甜點及乳製品亦常被汙染。

食品中毒發生原因	受到本菌汙染的食品，未保持在低溫的條件下，食用後引發食品中毒。
食品中毒症狀	1.嘔吐型：潛伏期約為 1-6 小時，常出現噁心、嘔吐等症狀。 2.腹瀉型：潛伏期約為 6-24 小時，常出現腹痛、水樣性下痢等症狀。
預防方法	一次煮飯的量，應該要適當，盡量避免隔餐食用剩飯。將米飯冷藏在 4℃以下，或保溫在 65℃以上，能夠防止細菌生長。

F．病原性大腸桿菌（Pathogenic Escherichia coli）

特性	革蘭氏陰性菌，外觀為桿狀，不會形成孢子。廣泛於自然界、動物和人體的腸道內生存，一般的大腸桿菌不會致病，但部分大腸桿菌會產生人體致病能力，稱為病原性大腸桿菌。 病原性大腸桿菌依其致病機制可分為腸病原性大腸桿菌（Enteropathogenic E. coli, EPEC）、腸產毒性大腸桿菌（Enterotoxigenic E. colii, ETEC）、腸侵襲性大腸桿菌（Enteroinvasive E. coli, EIEC）、腸出血性大腸桿菌（Enterohemorrhagic E. coli, EHEC）、腸凝集性大腸桿菌（Enteroaggregative E. coli, EAggEC）。
常見的汙染食品	多因食入牲畜排泄物汙染的食品，通常是烹煮不當的牛肉（特別是絞肉）、生牛肉、生牛奶及受汙染之水源（如未經消毒之飲用水）而感染。
食品中毒發生原因	病原性大腸桿菌所引發的感染型食品中毒，可經口進入，於小腸處增殖引起人體的急性腸胃炎。毒素型食品中毒，可經由感染後產生的毒素造成食品中毒。
食品中毒症狀	發病潛伏期約為 5-48 小時，主要的症狀有腹瀉、腹絞痛、嘔吐等，出現的症狀會依個體或感染到之不同菌種有所差異，症狀會持續數小時至數天。對於年幼、年長者及免疫低下者則有喪命的風險。
預防方法	調理食品時應允分加熱處理，避免飲用生乳。食用生菜類食品亦有感染風險，注意飲水之水源是否高溫殺菌消毒等。

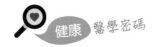

柒　常見造成食品中毒的病毒

A. 諾羅病毒（Norovirus）

特性	諾羅病毒是一種沒有外套膜，直徑約為 27-32 nm 大小的單鏈核醣核酸（RNA）病毒，屬於杯狀病毒（*Caliciviridae*）家族中的一員。該病毒在 1968 年於美國發生流行而被發現，為常見引發腸胃炎的病毒之一。傳染及散播能力非常快速且強，病毒顆粒少即可致病，每年的 11 至 3 月間達到感染高峰。
常見的汙染食品	常見容易造成食品中毒的食品有即食食品、沙拉、三明治、冰品、水果及生鮮魚貝類。
食品中毒發生原因	人體為可攜帶病毒的宿主，主要透過糞口途徑傳染，與病患分享食品、水、器皿、接觸到病患的嘔吐物、排泄物或病患曾接觸的物體表面、吃或喝到受汙染的食品或飲料而被感染。
食品中毒症狀	發病潛伏期約為 24-48 小時，主要的症狀有噁心、嘔吐、腹部絞痛和水樣腹瀉。全身性的症狀有頭痛、肌肉痠痛、倦怠等，部分病患會有輕微發燒的現象，症狀通常持續 24-72 小時。對於嬰幼兒或是年長者，可能由於欠缺足夠的照顧，會因體液流失過多而導致脫水，電解質不足產生抽搐甚至死亡。
預防方法	1.勤洗手，特別是在上完廁所後、進食或者準備食品前。 2.飲水先煮沸後再飲用，所有食品都應清洗乾淨並徹底煮熟，避免生食。 3.選擇乾淨衛生的用餐場所。 4.即食食品應該盡快吃完。 5.吃剩的食品應該置於有蓋容器或蓋上保鮮膜預防汙染，並放在具有冷藏效果的冰箱中儲存。 6.汙染的食品或懷疑已被汙染的食品請丟棄，避免食用。 7.居家環境整潔衛生要注意，需要時可用漂白水消毒。 8.從事餐飲業工作者，如有生病症狀切勿上班，減少把疾病傳染給其他人的機會。

B. 輪狀病毒（Rotavirus）

特性	輪狀病毒是一種雙鏈核糖核酸（RNA）病毒，屬於呼腸孤病毒科（*Reoviridae*）。它是引起嬰幼兒腹瀉的常見原因，隨著人體免疫力逐漸增強，之後再次感染的症狀就會逐漸減輕，到成人階段就少受到影響。輪狀病毒以英文字母編號可被區分為 A-H 等八個種類，其中 A 種是最為常見，大多人受到輪狀病毒感染也是由該種所造成。
常見的汙染食品	常見造成食品中毒的食品為飲用不潔或受汙染之飲用水，亦或是進食受到汙染的食品。
食品中毒發生原因	該病毒藉由糞口途徑傳染，可透過受汙染的水或食品，或接觸受汙染的物體表面而傳播造成感染。
食品中毒症狀	被感染後會引發噁心、嘔吐、水狀腹瀉，以及低程度的發熱等急性症狀，當幼兒受到感染時，於症狀發生前約有 2 天的潛伏期，症狀通常是從嘔吐開始，接著是 4 到 8 天的嚴重腹瀉，有時候甚至因而脫水導致死亡，需特別注意。
預防方法	患者的家長要妥善處理輪狀病毒感染者的糞便，避免汙染環境。嬰幼兒要注意不要病從口入，避免觸摸到受病毒汙染的環境，或吃到受汙染的東西，建議多洗手，養成良好的衛生習慣來預防輪狀病毒感染。此外目前可使用輪狀病毒疫苗有效預防此病毒感染。

捌 預防食品中毒及處理

一 預防食品中毒

雖然各種食品中毒及其病因物質不大相同，但只要能把握預防食品中毒之五要原則，即可達到預防食品中毒之目的。

1. 要洗手

務必記得要開始烹飪食品前，一定要把手部徹底清潔乾淨。餐具、砧板、抹布等廚房用品可定期以漂白水消毒或用清水洗淨。抹布常使用

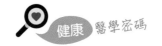

肥皂或清潔劑充分清洗乾淨並保持乾燥，切記消毒過後的餐具不要再用髒的布來擦，讓消毒工作前功盡棄。

烹調人員須注重個人衛生，如果有傷口或膿瘡，切勿調理食品，因為傷口或膿瘡裡可能含有細菌，會汙染食品而引發食品中毒。

2. 要新鮮

應從日常生活中培養及鍛鍊挑選新鮮食材的能力。食材購入後，不要放太久，應立即分類清洗處理，並注意保存以免受到老鼠、蟑螂、蒼蠅等病媒的接觸而造成汙染。生的食材要越快處理越好，料理好的食品也要盡快吃掉，才可以預防食品中毒發生。由於細菌之生長或其產生之毒素，與汙染食品的時間息息相關，所以越縮短時間，越可以防範食品中毒的發生。

食品從料理後至食用之時間，在冬天以不超過 3 小時為原則。此外，烹調後的食品時間一久細菌便會不斷地生長，所以料理時最好不要做得過量，最好是以一次能夠吃完的量為佳，若未能吃完也應適當地保存，避免食品中毒。

3. 要生熟食分開

購物時，結帳前才買冷凍食品、冷藏食品或熟食（即食食品），且將冷食和熟食分開，特別要注意防止肉類、雞鴨或鮮魚的生食汁液漏到其他產品上。回家後立刻將生食和熟食分開貯藏。料理時使用乾淨的器具或容器，並且將處理生食和熟食的器具或容器分開使用。

4. 要低溫保存

一般冷凍食品、冷藏食品或即食食品的生產、運送和供應販售，應該在有低溫保存之系統下進行。採買食材時，建議可攜帶一個隔熱的保冷袋，維持食材溫度。買回家後，勿置於室溫太久，應立即分類，放置於適當的地方及溫度貯藏。需注意有些細菌比較耐冷，冷藏後雖然不會死掉，但是也較不會繁殖，但若保存的溫度低至 -18℃，如冷凍食品，細菌就完全無法生長了。

5. 要徹底加熱

　　細菌通常不耐熱，加熱到 65℃以上，可以殺死大部分的細菌，如果想杜絕較耐熱的菌種，可將食品煮沸後再食用會更加安全。一般引起食品中毒的細菌之最適生長溫度為 5℃到 60℃，稱為食品溫度危險區，臺灣一年四季從早到晚的溫度大多都在此危險區內，所以食品如未能食用完畢，應盡快放入冰箱冷藏或冷凍，食用前也應盡量加熱煮熟，避免細菌滋生造成食品中毒。

二 ｜ 不同種類食品中毒的預防方法

A. 細菌性食品中毒的預防

1. 容易變質之生鮮食品，如肉、魚或蛋類等，處理完成後應盡快烹調，若無法立即烹調也應密封置於冷藏或冷凍庫暫存，時間越短越好，減少病原菌可能的繁殖時間，以即煮即食為原則。

2. 避免致病微生物生長或產生毒素，保持食品的新鮮，採用正確的冷藏方式，冷藏溫度維持在 4℃以下，冷凍溫度應保持在 -18℃以下；選擇正確的解凍方式，烹調時應徹底加熱殺菌，保溫需高於 60℃以上等。

3. 定期檢測環境水源是否受到汙染，如檢查水塔是否有定期清洗等。

4. 注意食品器皿及環境整潔，保持廚具和餐具清潔，使用過應清洗，處理生、熟食的砧板、刀具、容器應分開，工作設施及場所應定期清潔保養、定期消毒，容器應加蓋，去除或消滅可能孳生昆蟲或鼠類病媒傳播來源。

5. 注重個人衛生習慣，調理食品前應洗手，手部有傷口應包紮，不可直接接觸食品。

B. 防止天然毒素食品中毒

1. 請不要購買或食用來路不明，或味道、顏色有異之食品，避免其本身含有毒素或已遭受汙染。

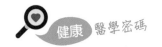

2. 發黴的食品有產生真菌毒素的可能，因此購買時要注意原料的來源和選擇，拒絕購買已發黴的原料，此外，不要一次購買太多，應注意儲存放置的場所衛生，尤其在梅雨季節更要隨時注意儲存位置、濕度和溫度以防長黴，已發黴的食品應嚴禁使用。

C. 化學性食品中毒的預防

1. 勿購買來源不明的原料或食品。
2. 食品儲存時遠離化學物質。
3. 正確選用安全的器皿。
4. 徹底清洗蔬菜、水果，避免農藥殘留。
5. 注意廚房、餐廳做消毒時，勿將藥劑汙染到食品上。
6. 慎選化學清潔用品，並遵照指示使用。
7. 注意食品若是有使用食品添加物時，須符合衛生機關之規定。

三 | 發生食品中毒之處理方式

萬一不幸發生食品中毒，應盡快採取下列措施，以便有效進行處理。

1. 迅速送醫。
2. 保留中毒患者食用後剩餘食品及其嘔吐或排泄物，並盡速通知衛生單位。
3. 醫療院（所）發現食品中毒病患，應在 24 小時內通知衛生單位。
4. 報案時須告知：

    人：食用人、發病人數。

    時：食用時間、發病時間。

    地：食用地點、發病地點、就醫地點。

    報案人資訊：報案人電話、住址。

💓 四│維護食品安全及衛生的責任

　　預防食品安全及衛生之工作需要消費者、食品業者與政府衛生機關（如圖 3-3 所示）多方一起努力。唯有互相配合，加強食安教育，強化食品安全及衛生之觀念並加以落實與實踐，方能真正有效地防範食品中毒一再發生。

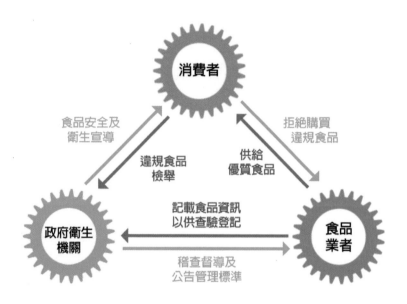

本圖根據顧祐瑞（2016），《圖解食品衛生與安全》（2 版）修改而成。

圖 3-3　維護食品安全及衛生之責任

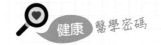

- 白志宏（2016），《我們不願面對的食安真相》。新竹：方集。
- 汪復進（2018），《餐飲衛生與品質保證》（3版）。新北：新文京開發。
- 顧祐瑞（2016），《圖解食品衛生與安全》（2版）。臺北：五南。

Chapter 4

跟情緒做朋友

近年來隨著工作與生活步調越來越快,現代人常處在壓力無所不在的情況下,更凸顯心理健康的重要性,當你覺得心裡悶悶的或是負面情緒湧上來時,該怎麼辦呢?就讓我們學習跟情緒做朋友吧!放下負面情緒和想法,將自己遭受挫折的每段歷程當作是生命中的拼圖,隨著時間拼湊出不同層次的感受與收獲,達到情緒與心理上的雙重成長,同時透過不斷地學習與實踐健康,開創屬於自己的健康幸福人生。

宋紫晴

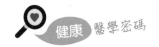

壹 情緒、心理健康與壓力

「情緒」的英文「emotion」這個字源出於拉丁文「Emovere」，其中「E」有「出去」的概念，而「movere」則有「移動」、「激動」或「刺激」的意思，簡單來說，是對一系列主觀認知經驗的統稱，也就是多種感覺、思想與行為綜合產生的心理和生理狀態。一般的情緒包含喜、怒、哀、樂、驚、恐、愛等，也有一些較為細膩、微妙的情緒如嫉妒、慚愧、羞恥、自豪等。情緒出現在每天的生活日常中，為我們的人生帶來繽紛的色彩，太少過於單調，太多則可能雜亂無章，因此需要學習跟情緒做朋友，藉由正確、適當地管理、控制情緒，降低情緒的負面影響，提升情緒的正面功能，能使我們真正達到心理健康，揮灑出璀璨的人生。

如何才能算是健康？傳統觀念認為健康就是沒有疾病、或感覺沒病也沒有影響日常生活、或是健康檢查數據正常，但這樣的定義卻是狹隘也不符合現代的環境社會變遷。世界衛生組織（World Health Organization, WHO）在 1948 年將健康定義為：「健康是一個在身體、心理與社會上的完全安適的狀態，不僅僅是沒有疾病或是虛弱。」

♥ 一 ｜心理健康

WHO 強調兩個重要的概念，第一，健康不只於身體層面，心理與社會層面同樣重要。其中「心理健康」是指一種健康狀態，在情緒、心理與社會方面的一種安適（well-being）、幸福感的狀態，在這種狀態中每個人能夠認識到自己的潛力，能夠應付正常的生活壓力，能夠有效地從事工作，並能夠對其社區做出貢獻。雖然在健康的概念上，分為生理、心理與社會，但此三範疇並不完全獨立，反而息息相關、互相影響。第二，健康不僅是消極地免於疾病和虛弱，其積極意義是要能獲得「完全安適的狀態」（衛生福利部心理及口腔健康司【衛福部心口司】，2015）。

之後健康即被視為多層次及正向的概念，而不僅是沒有疾病就可算是健康，1986 年 WHO 渥太華健康促進憲章更進一步闡釋：「健康促進是一個過程，經由這個過程使人們能夠控制其健康決定因子，進而改善健康。」WHO 於 2004 年正

式宣示：「沒有心理健康，就不算是健康。」（WHO, 2004），2013 年開始積極推動將健康融入所有政策中，在各項健康政策中更是涵蓋心理健康，故推動全民健康，應同時注重心理健康（WHO, 2013）。

心理健康其實是可以靠後天的努力而獲得，且不是天生的、也不是長久不變的，因為心是由大腦所主宰，心理健康會影響我們的思考、感受與行動方式，讓我們確定處理壓力的方式，與他人接觸並做出選擇，從童年、青春期到成年期，心理健康在生命中的每個階段都很重要（U.S. Department of Health and Human Services [HHS], 2017），幫助我們達到有幸福感的狀態。因此擁有良好的大腦心智功能與心理健康，能幫助我們面對及處理日常生活中的壓力；引領我們一步步執行所在乎的事情，累積自己的生命經驗；並在所屬的社群中發揮自己的影響力，這種成就自我、影響他人的能力也是心理健康很重要的一環。

二│心理健康問題與迷思

當一個人生病發高燒的時候，很容易被察覺到，但是當一個人有心理健康問題時，則較難被發現，因為心理健康問題不見得看得到，但它的症狀是可以辨識的，遇到下列一種或多種感受或行為時，可能是心理健康問題早期的預警信號（HHS, 2017）：

表 4-1　心理健康問題早期的預警信號

- 吃太多或太少，或者是睡太多或太少
- 遠離人群及平時會從事的活動
- 動力低或沒有動力
- 感到麻木或無所謂
- 有無法解釋的疼痛和疼痛
- 感到無助或無望
- 吸菸、飲酒比平常多
- 感到異常困惑、健忘、邊緣、憤怒、沮喪、擔心或害怕

- 向家人和朋友大喊大叫，或與其吵架甚至打架
- 經歷嚴重的情緒波折，導致人際關係出現問題
- 擁有持久的想法和記憶，且無法擺脫困境
- 聽到聲音或相信不真實的事情
- 想到傷害自己或他人
- 無法執行日常事務，如照顧孩子、上班或上學

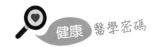

心理健康問題是可以被診斷出來的，兒童、青少年常見的心理健康問題，包括注意力不足／過動症自閉症、亞斯伯格症、情緒障礙等症狀；在成年人身上，一般常見的壓力性心理健康問題包括焦慮症（如恐慌症、畏懼症、強迫症等）、憂鬱症、適應障礙症、睡眠障礙、飲食疾患、酒癮、藥癮、情緒引起的心身症等現象，這是一種會讓人出現思想、情緒及行為模式改變的健康狀況，且會影響社交、工作與家庭生活。

心理不健康不等於有精神疾病，心理健康出現問題的情況很常見，可以尋求協助，也可以變好，許多人可完全康復，但由於對心理健康問題不熟悉，加上少數案例被廣為報導，所以社會上對心理健康問題存在諸多偏見與歧視，於是心理健康問題或精神疾病被汙名化，人們被貼上許多負面標籤，除了得面對自己的心理健康問題外，還必須掙扎地適應這不友善的環境。現今社會仍存在許多誤解，去汙名化需要時間帶來改變，若能抱持開放、理性與同理的態度去瞭解彼此，許多的錯誤標籤即使不經解釋也能被理解，逐漸形成對有心理健康問題的人們之友善社會環境（衛福部心口司，2015）。以下呈現五個較為常見的心理健康問題迷思。

？ 迷思一 有精神疾病的人就是神經病、瘋子

一般人所稱的「神經病」或是「瘋子」係指行為怪異、想法荒誕且行徑處事總與現實脫節的人，這是屬於精神疾病中比較嚴重的一種狀況，也就是「精神病」（psychosis）或精神病性狀態（psychotic state），這些症狀的腦功能障礙會影響到現實感；但並不意味狀況比較差或病情很嚴重。一般人會覺得無法理解那些與現實脫節的言行舉止，但是多少可理解憂鬱症的憂鬱、焦慮症的焦慮、創傷後壓力症候群病人為什麼一直反覆做同樣的惡夢。

精神疾病包含各式各樣的腦功能障礙導致的精神病理現象，精神病只是其中的一種類別。如果到精神科或身心科的門診走一趟，會發現大部分候診區的病人看起來都與自己沒什麼不同，與印象中的「瘋子」很不一樣。許多有「精神病」的病人經過治療，其症狀與功能可以改善很多，外在表現上也不會讓人

覺得他們有什麼不同。另外，「神經病」與「瘋子」這兩個詞彙已根深蒂固地被貼上許多負面標籤，所以應避免使用這些名詞。

？迷思二 有心理健康問題的人具暴力傾向，是不定時炸彈

事實上許多有心理健康問題的人在社群中是非常活躍並富有成效。人們因未知而恐懼，當有人呈現出與現實脫節的想法與行為，身邊的人自然會感到不安與害怕，但這並不代表他具暴力傾向，也不代表他是危險的人。有些人在病況不佳時情緒不穩、易怒，也會有較衝動與攻擊性行為，再加上的確有人因特殊精神病的症狀傷害自己或別人，經媒體強調渲染，難免在大眾心目中形塑「有心理健康問題具暴力傾向」的刻板印象，這當然是錯誤的。

第一，大部分重大刑案的犯人不是有心理健康問題的人，或是其所患精神疾病與其犯行沒有明顯的關係。第二，某些精神疾病在急性期時，會有自殘、自殺或傷人的意念；但經過治療大多都能有顯著的改善，因此若能營造友善的環境，協助急性期病人接受必要的精神醫療，則可大幅降低風險。再者，隨著身心醫療的進步與普及，大部分有心理健康問題的人，其情況都屬穩定，甚至達緩解的階段，與你我並無不同。

？迷思三 憂鬱症就是軟弱或意志力不夠的問題

某些人會偏頗地認為有憂鬱症的人只是情緒上較為軟弱，也有些人會試著開導或教訓有憂鬱症的人：「你就想開一點。」「那些聲音只是幻覺而已，不要被牽著走。」「你一定是個性太脆弱才會有想自殺的念頭，堅強一點。」認為憂鬱症患者只要走出負面思想，病情便能好轉，此看法誤將憂鬱症和憂傷情緒掛上等號。事實上，憂鬱症是具持續性的，至今它的成因仍未被完全理解，可能與遺傳、生理、腦部結構改變和化學作用、社會心理及環境等因素有關。

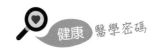
再次強調，憂鬱症和軟弱與否無關，要對抗憂鬱症及承認自己有需要接受幫助都需要無比勇氣，因此十分值得我們的尊重和支持。

如果將憂鬱症患者依據病情的嚴重程度約略分為輕、中、重三種等級，其中輕度憂鬱症的人是可以不必服藥的，所謂「輕度憂鬱」是指雖然有憂鬱症狀，但其生活及工作能力仍大致完好，人際關係也足以因應其情感需求；輕度憂鬱症患者可藉由情感支持、規律運動、妥善安排作息及適度休息達到康復。

？ 迷思四 有心理健康問題的人工作能力比較不好，或是沒有工作能力

世界衛生組織預測憂鬱症在未來將會是造成人類失能最重要的原因，但如果有心理健康問題不盡然一定會影響到工作能力，例如：恐慌症病人在病情穩定或是沒有發作時，其功能並不會較發病前差，所以只要能避免恐慌發作，他還是能勝任職場的挑戰；當狀況轉好，其工作能力有時是可以完全復原的，即使沒有完全復原，經由挑選合適的工作，仍然可以表現得很好，因此請勿以有心理健康問題而概括地認定他的能力一定比較差，而在職場上有所歧視。

？ 迷思五 有心理健康問題的人不能隨便吃藥，吃藥會被控制、需要吃一輩子

多數人對西藥依然存在許多成見，例如：吃西藥副作用很多、很傷身體，對精神科藥物當然會有更多迷思，例如：有心理健康問題的人吃藥會上癮、戒不掉；藥會讓自己變笨，大腦被控制住等。大部分的精神藥物沒有成癮性，具成癮性的鎮定安眠藥若能和專科精神科醫師合作，接受醫師指示，謹慎使用，成癮風險會減少許多。某些精神疾病像高血壓與糖尿病同樣是慢性病，需要長期服藥治療，這是因病情的需要，才必須長期服藥，並不代表因為吃藥，所以得一輩子吃藥。精神疾病影響大腦，常伴隨認知症狀與身體不適的感覺；有些

病人認為是吃了藥讓自己變笨，及有很多副作用讓身體不舒服，但這些其實是疾病本身的症狀，妥善治療反而可以獲得緩解。有的精神藥物是需要每天規律服用方能發揮最大的效果，例如：抗憂鬱藥物、抗精神疾病藥物與情緒穩定劑，請鼓勵自己與他人不要因成見改變服藥的規律性，影響到藥物的療效。

三｜壓力與壓力反應

個體對於其來自內在、外在需求或特定事件的刺激，所引起身心不舒服或緊張的反應狀態，稱為壓力。壓力是現代社會常用的名詞，除了被認為會影響生活品質外，也與每個人的身心健康有著密不可分的關係，了解壓力的意義、根源與形成過程有助於個人對壓力的適應與處置。若能透過良好的壓力管理、韌力（或稱復原力）的訓練及正向適應的過程，人們也能增加自我效能感及幸福感；但現實的情況則是人們經常處於繁忙的社會，每日承受來自四面八方的壓力且與日俱增。若是壓力超過一個人心理所能負荷的狀態時，可能就會產生適應不良的情況，嚴重甚至可能造成身心疾患，因此如何面對壓力、調適壓力、培養抗壓性、增加適應能力，是所有現代人必須學習的重要課題。

人生在世不免面臨許多生活事件與社會變遷的挑戰，嚴重如天災人禍、生離死別，小至考試、升遷或工作負荷、人際關係衝突等，都是壓力的來源，每個人自幼的發展和成長，即是透過一連串的壓力完成，這些壓力雖然程度不等且種類繁多，若以生活事件作為歸類，過去研究指出以下對人們造成心理壓力的常見生活事件，按嚴重到輕微依序是喪偶、離婚、分居、入獄、家庭成員過世、個人身體傷害或重大疾病、結婚、失業、家庭成員轉換、懷孕、性功能障礙、工作困難、財務困難、搬家、開學等不勝枚舉。針對不同年齡層，人們可能面對不同的生活事件，而產生程度不等的壓力，例如：學齡兒童或青少年可能以學業壓力、同儕壓力與家庭成員關係衝突為主；成年人則必須面對如婚姻、工作變化、身體疾病、家庭成員變動、甚至是財務等壓力（衛福部心口司，2015）。

可引起個體壓力反應的刺激都可稱為壓力，壓力可分為社會心理壓力與生物性壓力兩大類，社會心理壓力如生活中的大小事件、災後環境因素等；生物性壓

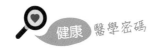

力如藥物、疾病、毒品等所造成。社會心理壓力主要是透過個體賦予事件的意義和解釋，決定此事件是否視為壓力；生物性壓力則經由直接生理作用於個體，引起壓力反應。依序說明如下：

社會心理壓力

對於不同的壓力來源，我們一般都會有生理及心理上的反應，但是感受到生活事件對本身的影響，則因人而異，每個人對於壓力反應的嚴重程度與持續度，除了依據壓力或創傷事件本身有所不同外，也取決於幾項因素：智能、體質脆弱性、復原力、人格特質、兒時的依附關係、過去的學習經驗、適應技巧、家庭與社會支持資源是否健全等。若個體感受到這事件是具「威脅性」，他常會產生焦慮、害怕或是憤怒等情緒反應；若個體感受到的是「失落性」的經驗，他會產生憂鬱的情緒反應；若個體將事件內容賦予正面的意義，甚至將壓力事件視為成長或學習的一部分，則較不會產生壓力反應。在急性期，這些壓力反應可以幫助人們加速身體面對緊急高壓的狀況；然而若壓力反應持續過久，或壓力反應過大，則可能使身心出現問題，如憂鬱、焦慮、畏懼、睡眠障礙、甚至影響職業與學業功能、人際關係或自我照顧，導致身心疾病（衛福部心口司，2015）。

生物性壓力

一般的壓力反應都會經由以上所提到的認知過程，之後訊息會先傳到腦部控制情緒的邊緣系統，使個體產生不同的情緒，進一步透過腦中複雜的自律神經系統、內分泌系統連結，引發人體臟器及器官的生理反應。自律神經系統包括「交感神經」和「副交感神經」，這兩大系統與內分泌系統，控制體內許多生理功能的進行，以維持個體機能的平衡；大腦透過對神經肌肉系統的控制，使個體能增加肌肉強度及警覺度，準備隨時動作，以面對危險和壓力事件。

這些壓力反應旨在協助個體防衛外在的壓力反應，並重建和試圖維持各器官系統間的平衡。若壓力過大或是持續過久，身體的適應機轉無法應付時，器官系統可能消耗殆盡或過於疲累，造成生理及心理的功能異常，甚至造成疾病。此外，我們的大腦神經內分泌有一連串對於壓力的固有反應機制。在一般的狀況

下，這個系統能讓我們應對壓力；但當它失調的時候，就會產生病症（衛福部心口司，2015）。

四 | 心理影響生理反應的機轉

　　自律神經系統是人體神經系統的一部分，分布很廣，各種臟器、血管、皮膚都受自律神經的支配，自律神經對維持身體機能恆定是很重要的。以上所提及交感神經與副交感神經兩大系統——交感神經負責因應緊急的變化，動物面對危險時，可能採取逃跑或反擊的行為，這些動作就與交感神經興奮有關；副交感神經則在放鬆時活化，掌管消化等機能——這兩大系統大致上的作用相反，但都要有良好的功能才能維持健康，兩者有如油門與煞車的關係。

　　另一套維持身體恆定的機制為內分泌系統，涵蓋多種內分泌腺體，由大腦下視丘和腦垂體所主管，包含腎上腺、甲狀腺、副甲狀腺、性腺等器官。其中和情緒及壓力反應關係最大的是下視丘—腦垂體—腎上腺這條路徑。遭遇壓力時，這條路徑會活化，讓腎上腺分泌皮質類固醇，強化壓力因應的各種反應，因此皮質類固醇也有壓力荷爾蒙之名。

　　遭受壓力時，腦部的邊緣系統會活化，而自律神經、內分泌的路徑，都和邊緣系統有聯繫。自律神經的作用比較即時、短期，內分泌系統的作用則較慢但持久，因為自律神經和內分泌系統的影響都廣及全身，與其相關的身體症狀相當多元；在消化方面，可能是口乾、吞嚥困難、腹部不適、脹氣；在心血管方面，可能是心悸、胸口不適；此外，頭暈、頭痛、肌肉痠痛、顫抖、頻尿、性功能障礙等，也可能與其相關。

　　自律神經和內分泌系統的活化會影響生理功能因而出現身體症狀，短期出現屬於正常的適應過程，但若是身體症狀一直反覆且持續地出現，或嚴重到影響生活，就必須進一步正視與處理。另一方面，慢性壓力也可能改變其他疾病的發生率，最近醫學研究已證實心理壓力的確會造成神經傳導物質的改變，亦會左右各項免疫功能，可見心理影響生理確實是廣泛而深遠的（衛福部心口司，2015）。

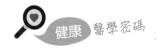

🫀 五｜復原力

　　每個人的一生都免不了遭逢巨大壓力、打擊或重重考驗，生命的軌跡很少能根據計畫按部就班地進行；計畫似乎永遠趕不上變化。每個人都會遇上困境，有些人可能從此一蹶不振，但有些人卻能順利恢復並回到正常生活，這種走出困境、重新振作（bounce back）的能力，稱之為「復原力（resilience）」，復原力並非天生也不會耗盡，它可以重塑、加強，不論任何人都可以經由後天的訓練來鍛鍊我們的復原力。嬰幼兒、兒童及少年、及青年早期為生命發展歷程最重要的關鍵期，由家庭、社區、學校教育形塑心理健康的根基，若在兒童與青少年時期經歷及積累保護因子的正面影響，且大於負面風險因素，越有可能維持心理健康並能擁有幸福的晚年生活（WHO, 2012），保護因子如自我效能、支持性家庭或正向友誼互動高，可以增強復原力，藉以對抗或抵消危險因子如慢性疾病、低社會經濟地位等不利影響（Shastri, 2013），以下整理出十種有效鍛鍊復原力的方式（Southwick & Charney, 2012）：

1. 保持正向：正向思維是翻轉壓力的關鍵，但事實上這並不容易。如果你是個悲觀主義者，那麼試著以多元彈性的角度看待事物。

2. 重建對壓力的想法：重新詮釋你對壓力事件的看法，接受失敗與挫折，並視之為成長必經之路，為負向事件賦予新的意義。

3. 發展信仰或個人信念：研究者發現不論是信仰、宗教、心靈的信念都和復原力有緊密的關聯。

4. 尋找復原力榜樣：找一位復原力高手，不論他是媒體名人或周遭的親朋好友，試著理解他的價值觀、學習他如何面對壓力挑戰。

5. 面對恐懼：恐懼是正常的，不要因恐懼而感到羞愧。事實上，恐懼的情緒可以幫助我們學習必要的技巧來克服壓力，提高自尊。

6. 發展積極的因應方式：儘管感到痛苦，仍試著打起精神，以積極、不退縮的方式應付壓力源。

7. 建立支持性的社交網絡：擁有緊密、安全的人際關係，可讓你在遭逢壓力時，有良好的情緒支持與力量。

8. 運動：規律的運動是洗淨內心壓力的秘訣，運動可以有效改善我們的情緒、認知、增強免疫、甚至提高自尊。

9. 訓練你的大腦：建議培養我們的情緒智商、道德價值觀以及身體的忍耐力，都將有助於我們面對壓力。此外，良好的睡眠讓頭腦充分休息是非常重要的。

10. 善用你的優勢：辨識、利用並培養你個人獨特的強項，準備因應未來的困難挑戰。做你最拿手或最享受的事，別忘了給自己一些肯定，因為你值得。

遭逢人生重大考驗，顯少有人可以僅靠自己克服一切挑戰，當我們或親友身處逆境低谷時，也許一句安慰、一個擁抱、一段談話或是在旁陪伴都將成為谷底反彈的契機。

貳 使用心情溫度計並做好自我壓力管理

什麼是「心情溫度計」，這是一項自填量表，目的是能夠迅速了解個人的心理照護需求，進而提供所需之心理衛生服務。與其他篩檢量表相比，心情溫度計具備簡短、容易使用之特性，適用於大部分的民眾，此量表除了可以用來自我覺察外，也能用來關心周遭的人。

此量表由李明濱教授等人（Lee et al., 2003）引進 Derogatis 所編著的精神症狀量表經過改編成為簡式症狀量表（Brief Symptom Rating Scale, 以下簡稱 BSRS-50），最後再簡化成為簡式健康量表（Brief Symptom Rating Scale，以下簡稱 BSRS-5），俗稱心情溫度計。心情溫度計包含六個題目，前五個問題分別測量過去一星期內（包含今天）焦慮、憂鬱、憤怒、自卑、失眠等常見的心理困擾嚴重程度，第六題則是針對臺灣曾高居不下的自殺問題，再加上一題評估自殺意念。

一 心情溫度計 APP

目前「心情溫度計 APP」IOS 及 Android 系統之已正式上線並提供免費下載，APP 版本不只提供心情的檢測及分析建議，掃描下面的 QR Code 就可以下載，以及其他 APP 下載說明。

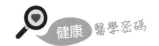

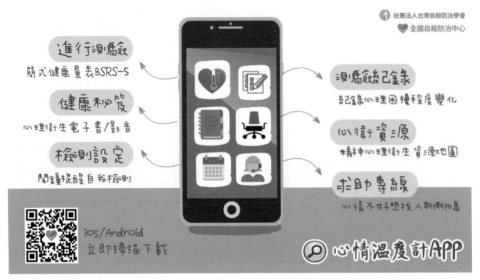

引用來源：社團法人台灣自殺防治學會「珍愛生命數位學習網」，心情溫度計專區專區。

圖 4-1　心情溫度計 APP 使用說明

二｜心情溫度計結果解讀

　　分數越高代表你感到情緒困擾或苦惱的程度又越嚴重，前五題的總分為 0 至 20 分，依據得分可分為幾個等級，「0-5 分」為一般正常範圍，表示身心適應狀況良好，「6 到 9 分」為輕度情緒困擾，建議找家人或朋友談談，抒發情緒，「10 到 14 分」為中度情緒困擾，建議尋求心理諮商或專業諮詢，「15 分以上」為重度情緒困擾，需高關懷，建議尋求專業輔導或精神科治療，如各縣市精神醫療院所或心理衛生中心等。

　　若前五題總分小於 6 分，有自殺想法評分為2分以上（中等程度）時，建議尋求精神醫療專業諮詢。心情溫度計只作為自我檢測及大規模對象施測之用，其評分結果亦僅供個人或專業醫療團隊參考，並非作為診斷之用。

心情溫度計 （簡式健康量表）

請您仔細回想「在最近一星期中（包含今天）」，這些問題使您感到困擾或苦惱的程度，然後圈選一個您認為最能代表您感覺的答案。

	完全沒有	輕微	中等程度	厲害	非常厲害
1. 睡眠困難，譬如難以入睡、易醒或早醒	0	1	2	3	4
2. 感覺緊張不安	0	1	2	3	4
3. 覺得容易苦惱或動怒	0	1	2	3	4
4. 感覺憂鬱、心情低落	0	1	2	3	4
5. 覺得比不上別人	0	1	2	3	4
★ 有自殺的想法	0	1	2	3	4

得分與說明

前5題的總分：

0-5分　一般正常範圍
6-9分　輕度情緒困擾：建議找親友談談，抒發情緒
10-14分　中度情緒困擾：建議尋求心理衛生或精神醫療專業諮詢
15分以上　重度情緒困擾：建議尋求精神醫療專業諮詢

★ 有自殺想法評分為2分以上(中等程度)時：建議尋求精神醫療專業諮詢

引用來源：社團法人台灣自殺防治學會「珍愛生命數位學習網」，心情溫度計專區專區。

圖 4-2　心情溫度計簡式健康量表

三 | 自己幫助自己做好壓力管理

壓力的成因複雜，可能來自社會、心理、個體層次。有效的壓力管理除了能幫助我們減壓，減少心理及身心疾患的發生，甚至能將壓力轉變為助力，並增強

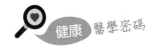

復原力。現代社會壓力與日俱增，如何面對這項挑戰，是所有人共同需要學習的重要議題；面對壓力時，又該如何幫助自己做好壓力管理？以下整理出九項有效管理壓力的方式（劉若蘭，2018）。

1. 減少不必要的壓力源：對壓力的調適與因應，第一件要做的事情就是減少壓力源，這是解除壓力最直接的方法，當我們能移除的壓力來源越多，就越能管理生活中的壓力。很多人常覺得生活十分忙碌、壓力很大，但我們可以仔細評估，找出生活中不必要的壓力源並去除。

2. 改變態度、學習正向思考：「你的心情是被你的想法所決定的」，每個人對事情的認知觀點是引發情緒與造成壓力的重要因素，同樣一件人事物，可能因為你當時是樂觀或悲觀而會帶來不同的心情結果，所以改變對事情的認知、看法或解釋，以及改變自我挫敗的想法，是積極因應壓力之道。最好能根據自己的真實情況訂定合理可行的目標──其實我們可以不完美，去除一些「完美主義」的想法，肯定自己的好表現；面對一件新事物或新挑戰時，常常可以從很多角度去看，會有不同的想法，這正是改變態度、學習正向思考最好的時機。

3. 增強問題的解決能力：遭遇問題與壓力時，問題解決能力是化解壓力的重要因素，問題解決能力不是與生俱來，而是後天習得的。問題解決能力的學習常常是超出正規學校課程，是從生活、工作、活動中學習而來的。每個人在所身處的環境中都會出現問題或困難，願意去面對問題並學習如何去解決，這樣問題解決的經驗與能力就越豐富，也就越有助於壓力之解除。

4. 有效的時間管理：現代管理學之父彼得杜拉克曾說：「時間是世界上最短缺的資源，除非善加管理，否則一事無成。」當事情太多，時間不夠用，往往對人造成莫大的壓力，因此善用時間很重要。由於時間是有限的，與其希望有充裕的時間把事情都做完，不如將目標設定在把珍貴的時間用在完成緊急而重要的事情。而時間管理的技巧包含：重點管理、安排事情的優先次序、預先規劃、預留緩衝時間、善用零碎時間，以及避免拖延的習慣等。

5. 工作分配：找出對於自己最緊急而重要的事情的過程。當我們遭遇外在的壓力，經常因為緊張而無法冷靜思索如何解決問題，越是急切，就越覺得手足無措。然而，如果我們面對眼前的問題，能夠先想清楚事情的輕重緩急，將眼前紛至沓來的各種問題分清楚優先順序，再分配合理的時間、心力來處理，就會讓我們的心中覺得踏實，不再慌張。

6. 放鬆練習：人如果心情輕鬆，也能夠思慮清晰地解決煩惱。面對問題時，除了像前面提到的，讓自己瞭解時間是有限的，必須依照優先順序來分配工作，掌握重點解決困難，讓自己的內心篤定之外，對於容易緊張的人，平時經常練習一些放鬆的技巧也會大有幫助。我們可經由學習來放鬆肌肉，放鬆練習可減輕焦慮，有助於預防和治療與壓力有關的疾病，如高血壓、頭痛、失眠等。有些人透過深呼吸就能使情緒緩和，如肌肉放鬆訓練、靜坐冥想、心像法。放鬆訓練主要藉由放鬆使交感神經系統的活動減低，副交感神經系統的活動增加。在生理方面，可減緩心跳、降低血壓、減少汗腺活動、改變腦波型態（產生 α 波），並減少身體內的活動；在心理方面，會產生和平感、控制感而降低焦慮與緊張的感受。【放鬆技巧請查閱第 13 章「學放鬆，生活更輕鬆」】

7. 培養並實踐健康的生活：定期並適度的有氧運動（走路、跑步、游泳、打球和騎腳踏車等）不但可強健體魄，成為抗壓的重要基礎，更是消除壓力最好的方法。運動時肌肉緊縮、四肢用力、心跳與呼吸加快等，使整個人活絡起來，專注於體能運動上，可將煩惱、壓力拋諸腦後；且腦部會釋放腦內啡讓人產生愉悅的感受。運動後全身放鬆、流汗，使人通體舒暢，不僅生理上，精神上也倍覺輕鬆，是解除壓力的有效方法。此外，均衡的飲食、充分的休息與睡眠、適當的休閒娛樂不但能培養健康的生活習慣，也是調節壓力的良方。

8. 建立並善用社會支持系統：社會支持是歸屬感、能被接納、被愛或是被需要的感覺。一些令你感覺親密，且能和你共同分享快樂、分擔問題、困擾與擔憂的社群，可能來自家人、師長、朋友、同事及專業人員等，其作用是幫助你動員內在的心理資源去控制情緒、分擔事情，並能提供

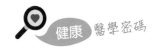
額外的物資、精神、技巧和認知上的協助，進而增進對情境的控制力。但實際獲得的社會支持和你感受到的社會支持無關——你感覺自己能夠獲得多少社會支持才是能幫助減輕壓力的關鍵，且社會支持系統建立需靠平日的累積與經營。

9. 尋求專業的協助：當我們發現無法幫助自己或無法從朋友、家人得到所需要的幫助時，我們應向外尋求專業心理衛生人員的協助（身心科醫師、心智科、心理師），或是可信賴的支持性團體。

參 結語

對於身邊剛經歷，或正承受重大壓力的親友，陪伴與傾聽是我們可以協助的。若這位親友因為過於害怕與恐懼，產生許多情感麻木、迴避行為的現象，導致其無法正常生活或工作，此時可以陪著他接受心理專業人員的協助，若是症狀嚴重，甚至出現持續性負面情緒與自傷的想法，建議請他進一步接受身心科醫師的評估與協助。在生活中，若能給予足夠的情緒支持、實質地陪伴親友走過生命中最難熬的幽谷，就是最好的幫助。

對於自己，我們可透過「親朋好友、運動健身、興趣轉移、信仰修心、正向思考、吐露心情」等方式因應壓力。愛自己就從健康開始，健康的飲食秘訣包括選擇多植物性、少動物性食品，多蔬果、少零食，多全穀、少油炸；運動健身時要暖身，量力而為，持續不間斷，養成習慣；保持愉快的心情，當生活壓力大時，給自己放個假，到郊外走走，心情放鬆、煩惱拋空，學習用愉快的心去看世界，處處散播你的愛心，就從對你身邊的人開始，甚至把愛傳播給世界的每一個角落，都會有如沐春風的感覺——感受到親友燦爛的微笑、溫暖的擁抱，以不同的心情去看這世界，心境會更不一樣——讓生活環境充滿了祥和，對世界多一份關懷就多一分希望。

最後，期待你我都能了解自己的情緒反應，跟情緒做好朋友，學習樂觀與自我悅納，隨時隨地來個深呼吸、放輕鬆，調整好身心狀況，尋求最有效的因應方式來面對壓力，幽默過生活，實踐心理健康之道，讓自己達到「心健康、心幸福」，讓未來的每一日過得更美好。

參考資料

一、書籍

- 劉若蘭（2018），〈壓力與健康〉。載於劉若蘭、藍茜茹（主編），《心理衛生概要》（4版）（頁 33-68）。臺北市：華都文化。

- Lee, M. B., Liao, S. C., Lee, Y. J., Wu, C. H., Tseng, M. C., Gau, S. F., & Rau, C. L. (2003). "Development and verification of validity and reliability of a short screening instrument to identify psychiatric morbidity." *J Formos Med Assoc*, 102(10), 687-694.

- Shastri, P. C. (2013). "Resilience: Building immunity in psychiatry." *Indian J Psychiatry*, 55(3), 224-234. doi:10.4103/0019-5545.117134.

- Southwick, S. M., & Charney, D. S. (2012). Resilience: The science of mastering life's greatest challenges. Cambridge University Press.

- U.S. Department of Health and Human Services (2017). Mental Health Myths and Facts. U.S. Washington: U.S. Department of Health & Human Services. Retrieved from https://www.mentalhealth.gov/basics/mental-health-myths-facts.

- World Health Organization [WHO] (2004) . *Promoting mental health : concepts, emerging evidence, practice : summary report / a report from the World Health Organization, Department of Mental Health and Substance Abuse in collaboration with the Victorian Health Promotion Foundation and the University of Melbourne*. Geneva: World Health Organization. Retrieved from http://www.who.int/iris/handle/10665/42940.

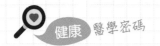
- World Health Organization [WHO] (2012). *Risks to mental health: an overview of vulnerabilities and risk factors.* Geneva: World Health Organization. Retrieved from http://www.who.int/mental_health/ mhgap/risks_to_mental_health_EN_27_08_12.pdf.
- World Health Organization [WHO] (2013). *Mental health action plan 2013-2020.* Geneva: World Health Organization. Retrieved from http://www.who.int/iris/handle/10665/89966.
- World Health Organization [WHO] (2015). *Mental health atlas 2014.* Geneva: World Health Organization. Retrieved from http://www.who. int/iris/handle/10665/178879.

二、資訊網站

- 社團法人台灣自殺防治學會。「珍愛生命數位學習網」心情溫度計專區專區。網址：https://www.tsos.org.tw/web/page/bsrs。
- 國立臺灣大學醫學院附設醫院精神醫學部（2015），衛生福利部心理衛生專輯 01-23。臺北市：衛生福利部。網址：https:// reurl.cc/qmWd2N。

Chapter 5

健康檢查大解密

臺灣的十大死因中，惡性腫瘤一直居於首位，其次才是心血管疾病。以往，這些疾病的發生常常讓人措手不及，因而錯過黃金治療時機。隨著醫療的進步，發現這些疾病可以藉由飲食生活習慣的改變來預防或是早期發現早期治療增加存活率。疾病的預防與早期發現仰賴定期健康檢查所提供健康的評估。本章「健康檢查大解密」會概述各類健康檢查的目的以及國民健康署所提供的免費的健康檢查項目，並詳述健檢報告結果解讀。

陳靜儀

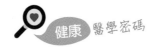

壹 什麼是健康檢查？

健康檢查是一種全面性的醫學檢查，藉由各類檢查將健康狀況數據化，提供醫師對個人健康進行風險評估的依據。根據定期檢查的結果，能初步評估人生各個階段的健康情形，利於降低疾病發生的風險以及達到疾病早期發現早期治療的目的。

疾病發生的五個階段：

- 易感期：致病因子進入人體的時期，此時疾病尚未形成。
- 臨床前期：致病因子已造成人體組織輕微改變，但仍未有疾病症狀出現。
- 臨床期：身體機能出現明顯變化，開始出現疾病症狀。
- 殘障／恢復期：疾病若無法治療或痊癒，將造成器官功能損害，我們稱之為殘障。
- 死亡：疾病持續惡化，導致無法復原之殘障終至死亡。

以流行性感冒為例，說明疾病發生的五個階段：

- 易感期：流行感冒病毒剛進入人體呼吸道，此時並未有疾病發生。
- 臨床前期：流行感冒病毒進入人體呼吸道啟動人體防禦機制，但仍未有疾病症狀出現。
- 臨床期：人體防禦機制引發呼吸系統的發炎反應，開始出現咳嗽流鼻水甚至肺炎現象。
- 殘障／恢復期：經過治療，感冒症狀緩解恢復。或是嚴重肺炎導致肺部機能的損害。
- 死亡：肺炎持續惡化，導致死亡。

健康檢查的施行主要是在疾病發生的前期——易感期與臨床前期，希望將可能的致病因子找出，並藉由改善生活飲食習慣或是提早進行治療達到疾病預防的目的。

貳 何時須進行健康檢查？

在生命開始之初一直到終結，人們一直暴露在疾病發生的風險當中。當在母親肚子中，可能因為基因異常或突變而發生遺傳性的疾病。出生後，除了遺傳疾病，也承受著從母親身上感染傳染性疾病（例如 B 型肝炎）的風險。隨著母親原本所賦予保護力的減弱，受到外來病菌感染的風險增加。年紀漸長，因為環境變化或生活習慣以及老化的影響，在成人之後，承擔著各類的慢性病以及職業病發生的風險。人生每階段，都有不同致病因子所造成的疾病風險。所以，每個階段的健康檢查結果提供了醫師評估高發生率疾病的資訊。

表 5-1 人生各階段可能會遇到的疾病風險與健康檢查種類

階段	健檢種類	疾病風險
出生前	婚前健檢 孕期產檢	外觀發育異常 染色體病 先天性遺傳病
新生兒	新生兒篩檢	先天性代謝異常疾病 傳直感染症 遺傳病
嬰幼兒	嬰幼兒發育指標定期檢查	發育遲緩智能障礙 傳染病預防
青少年	學生健檢	視力保健 口腔衛生 身高體重發展
成人	成人健檢 職業病健檢 癌症篩檢	職業傷害 癌症 慢性病
老年人	成人健檢 退化及老化健檢 癌症篩檢	退化性疾病 慢性病 癌症

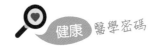

　　除了不同年齡可能發生疾病的風險不同外，性別差異與疾病發生風險也有極大的關聯。例如大腸癌的好發族群主要集中在 50 歲以上的男性，而乳癌以及子宮內膜癌好發於女性。另外，某些疾病好發於某些特定族群，例如喜愛吃醃漬物以及煙燻食物的族群是胃癌的高危險群；長期嗜吃檳榔及吸菸的人是口腔癌的好發族群。因此，週期性健康檢查的項目設計是根據不同年齡、性別，以及疾病高危險族群量身訂做，藉此幫助醫生快速判斷，並降低疾病發生可能性。圖 5-1 所羅列的是衛生福利部國民健康署依據不同年齡層、性別以及疾病高風險群設計之成人預防保健與四癌篩檢，提供國人審視自己健康情況的機會。希望讀者能善加利用。

參 健康檢查項目

　　根據世界衛生組織臨床指引，可將健康檢查項目大致分成三大類：一般檢查、器官結構檢查以及器官功能檢查。

一般檢查	身體基本檢測	了解身體基本資料。包括：身高、體重。
	生命體徵檢查	了解生命體徵是否正常。包括：血壓、心跳、體溫以及呼吸速率。
	一般外觀理學檢查	醫師藉由視診、觸診、扣診、聽診，不經侵入性儀器進行健康初步評估，包含：頭頸部、頸部淋巴腺、甲狀腺、口腔、肺部聽診、胸圍、腹部……。理學檢查是健康檢查中最初也是最重要的第一步，藉由醫師問診能提前發現並安排檢查，能早期發現疾病發生。
器官功能性檢查		包括眼科檢查、聽力檢查、肺功能檢查、心電圖檢查、肝功能檢查、腎功能檢查等。
器官結構檢查		主要以影像學的檢查為主，包括超音波、胸部 X 光以及骨密度檢查。

　　接下來將仔細描述健康檢查項目所代表的臨床意義以及造成數值異常的可能原因。除此之外，也希望藉由了解健康檢查項目的臨床意義，培養正向看待健康

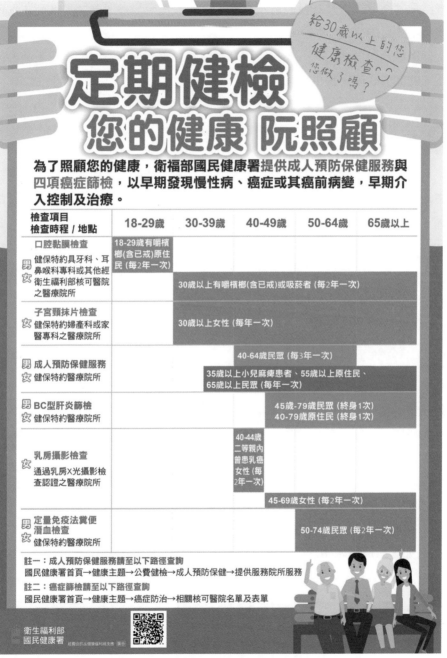

引用來源：衛生福利部國民健康署提供。

圖 5-1　衛生福利部國民健康署提供之各類檢查項目

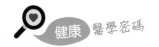

檢查結果的態度，以及能及時檢視自己生活與飲食習慣並改善之，進而達到預防疾病發生的目的。

健康檢查包含病史、一般檢查以及實驗室檢查，綜合三方的資訊，醫師能判定個人的健康狀態，提供改善的建議。

肆 病史

病史包含個人過去罹病紀錄以及遺傳性疾病（如圖 5-2 所示）除了疾病，個人生活習性也在病史紀錄中。醫師根據病史紀錄與生活習慣，能初步考量可能致病因子。舉例來說，單純嚼食檳榔者，口腔癌發生機會是一般人的 28 倍；長期吸菸及嚼食檳榔者，發生口腔癌的機率是一般人的 89 倍；而菸、酒、檳榔都是接觸者是一般人罹患口腔癌的機率的 123 倍。因生活型態調查中，如果有嚼食檳榔的習慣，口腔癌的定期篩檢將列入考量的檢查項目中。

伍 健康檢查前的準備

為了提供給醫師正確的健康檢查結果，健康檢查前的準備需力求正確，以免導致錯誤的結果。舉例來說，大腸鏡檢查前如果未能將腸道清空，會影響影像判讀。體脂肪與空腹血糖值的檢測，需確實長時間空腹後檢測才能有精確的數值。以下列出常見的檢驗前的準備，供大家參考。

- 檢查前一晚 12 點後勿再攝取水及食物。
- 糞便需採集檢查前 48 小時內的檢體。
- 平時配戴隱形眼鏡者，需攜帶原眼鏡以利檢查。
- 如有服用糖尿病、高血壓或心臟病藥物者，須隨身帶藥物備用。

陸 如何正確看待健康檢查結果

拿到健康檢查報告時，常會對檢測項目與數值感到迷茫疑惑。有些人看到紅字或標示異常，會感到恐慌焦慮；而有些人因目前身體並無不適，而忽略報告上

大專校院校名___義守大學___學生健康資料卡

（教育部修訂版）

| 學號 | |

<table>
<tr><td rowspan="4">學生基本資料</td><td>入學日期</td><td colspan="2">年　月</td><td colspan="2">就讀系所、班（組）別</td><td colspan="3">姓名</td></tr>
<tr><td>出生日期</td><td>年　月　日</td><td>血型</td><td></td><td>性別　□男　□女</td><td>身分證字號</td><td></td></tr>
<tr><td>戶籍地址</td><td colspan="4"></td><td colspan="3">學生本人行動電話</td></tr>
<tr><td>現居地址</td><td colspan="4">□同上　□如右：</td><td colspan="3"></td></tr>
<tr><td>緊急聯絡人、監護人或附近親友</td><td>關係</td><td>姓名</td><td colspan="2">電話（家）</td><td>電話（公）</td><td colspan="2">行動電話</td></tr>
</table>

健康基本資料

個人疾病史：勾選本人曾患過的疾病

			特殊疾病現況或應注意事項
□1.無	□7.癲癇	□13.心理或精神疾病：_____	□詳如病歷摘要
□2.肺結核	□8.紅斑性狼瘡	□14.癌症	
□3.心臟病	□9.血友病	□15.海洋性貧血：_____	
□4.肝炎	□10.蠶豆症	□16.重大手術名稱：_____	
□5.氣喘	□11.關節炎	□17.過敏物質名稱：_____	
□6.腎臟病	□12.糖尿病	□18.其他：_____	

□領有重大傷病證明卡，類別_____

□領有身心障礙手冊，類別_____　　　　　　　等級：□極重度　□重度　□中度　□輕度

若有上述特殊疾病尚未痊癒或仍在治療中，請主動告知並提供就診病歷摘要，以作為照護參考

家族疾病史：患有重大遺傳性疾病之家屬稱謂_____，疾病名稱_____

生活型態

※　請勾選最合適的選項

1. 過去7天內（不含假日），睡眠習慣：□①每日睡足7小時□②不足7小時□③時常失眠
2. 過去7天內（不含假日），早餐習慣：□①都不吃□②有時吃，_____天□③每天吃，幾點吃？_____點
3. 過去一個月內（不含假日及寒暑假），若以每週至少運動3次，每次至少30分鐘為基準，心跳達每分鐘130，您做到了嗎？□①有□②沒有
4. 過去一個月內，吸菸行為：□①不吸菸□②時常吸菸□③每天吸菸，_____支／天□④已戒除
5. 過去一個月內，喝酒行為：□①不喝酒□②時常喝酒□③每天喝酒，_____杯／天□④已戒除（1杯之定義：啤酒330 ml、葡萄酒120 ml、烈酒45 ml）
6. 過去一個月內，嚼檳榔：□①不嚼檳榔□②時常嚼檳榔□③每天嚼檳榔，_____粒／天□④已戒除

7. 常覺得焦慮、憂鬱嗎？□①沒有□②很少□③時常
8. 常覺得胸悶嗎？□①沒有□②很少□③時常
9. 常覺得胃痛嗎？□①沒有□②很少□③時常
10. 常覺得頭痛嗎？□①沒有□②很少□③時常
11. 月經情況（女生回答）
    (1) 初次月經□①無□②有，初經年齡：_____歲
    (2) 月經週期？□①≦20天□②21-40天□③≧41天□④不規律（差異7天以上）
    (3) 有無經痛現象？□①沒有□②輕微□③嚴重
12. 排便習慣：過去7天內，多久排便一次？□①每天至少一次□②兩天□③三天□④四天以上
13. 網路使用習慣：過去7天內（不含假日）每日除了上課及作功課需要之外，累積網路使用的時間？□①每天少於1小時□②每天約1-2小時□③每天約2-4小時□④每天約4-5小時□⑤每天約5小時或以上

自我健康評估

1. 過去一個月，一般來說，您認為您目前的健康狀況是？□①極好的□②很好□③好□④普通□⑤不好
2. 過去一個月，一般來說，您認為您目前的心理健康是？□①極好的□②很好□③好□④普通□⑤不好

※　目前有哪些健康問題？請敘述：

圖 5-2　義守大學學生健康檢查資料表

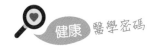

的異常警示。正確看待健檢報告結果的態度，是我們想傳遞的主要目的。

　　一般健檢報告主要分成三部分（如圖 5-3 所示）：檢測項目、檢測結果，以及檢驗項目的參考值。參考值，常以參考值範圍或是定性結果來呈現。例如：男性血紅素參考值範圍是 13.5-17.5 μg/dL 或是尿液正常顏色為黃色的定性結果。參考值的定義為，百分之九十五的健康人群所出現的「數值範圍」就被認為是「正常值」，這是根據統計學上的理論算出來的（如圖 5-4 所示）。因此，當檢測結果不在參考值的範圍內，代表身體出現異常的機會比較高。

			檢測項目		正常（參考）值	
					定性結果	
右眼視力(矯)						
一般血液檢查						
白血球數	5.25	(4.14 -10.52)1000/μl	紅血球數	6.72	(4.31 -5.95)M/μl	
血色素	14.6	(13.4 -17.2)g/dl	血球比容積	40.2	(39.8 -50.7)%	
平均紅血球容積	87.5	(83.4 -98.5)fl	平均紅血球血色素	33.0	(27.4 -33.3)pg	
平均紅血球血色素濃度	33.4	(32.1 -35.2)g/dl	血小板數	116	(160 -370)10^3/μl	
生化血清檢查						
麩氨酸草醋酸轉胺酶sGOT	26	(8 -38)IU/L	麩氨酸丙酮酸轉胺酶sGPT	32	(4 -44)IU/L	
總膽固醇	195	(<200)mg/dl	三酸甘油酯	105	(<150)mg/dl	
高密度脂蛋白膽固醇	92	(>40)mg/dl	血清尿酸	5.8	(4.0 -7.0)mg/dl	
飯前血糖	96	(60 -100)mg/dl	血清肌氨酸酐	1.1	(0.8 -1.2)mg/dl	
低密度脂蛋白膽固醇計算	135	mg/dl	腎絲球過濾率(GFR)概估值	>60	(≧60)ml/min	
甲狀腺功能檢查						
甲狀腺刺激素(TSH)	*0.401	(0.55 -4.78)μIU/mL				

圖 5-3　健檢報告格式

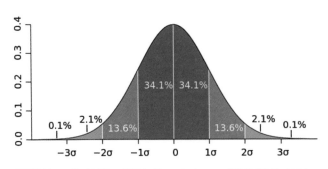

正常值＝參考值＝平均值 (M) ± 2×標準偏差 (SD)

圖 5-4　參考值的定義

　　接著，將針對各類健康檢查項目的結果與罹患疾病之風險進行詳細的描述。

♥ 一│視力檢查、辨色力檢查、眼壓檢查

1. 視力檢查

- 檢查目的：預防眼疾的發生或及早治療眼疾。
- 正常裸視狀態：裸視是指未配戴眼鏡時的視力，隨著年齡有所不同

   3-4 歲 視力 0.6

   5 歲 視力 0.8

   6 歲以上及成人 視力 1.0
- 異常數值：裸視未達 0.9，以近視及散光為最常見。
- 後續處理：需進一步至眼科門診進行矯正。

2 辨色力檢查

- 檢查目的：檢測是否有先天性辨色力異常或是色弱，常見的辨色力異常為紅、綠兩種色盲，同時無法分辨紅、綠時稱為全色盲。而色弱通常只是辨別紅、綠色的功能較弱，只能看到較為淡色的紅、綠色。
- 後續處理：(1)色盲為遺傳性疾病，故無法用藥物或其他方式治療。

   (2)色弱可藉由配戴濾光鏡片來加強色覺。

3 眼壓檢查

- 檢查目的：檢查眼睛內的壓力，眼球內壓力與維持眼球形狀和健康息息相關。青光眼的起因在於過高的眼壓造成視神經的壓迫，致使視神經損害、視野缺陷及視力喪失。因此定期檢測眼壓對青光眼的預防是必要的。
- 檢測建議：40 歲以上的成人建議須每半年測量一次。
- 正常眼壓：12-20 mmHg
- 異常數值：長期眼壓過高會導致眼球萎縮、視網膜剝離及視神經傷害。
- 後續處理：需進一步至眼科門診進行減低眼壓的治療。

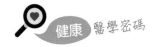

♥ 二 ┃ 骨質密度檢查

- 檢查目的：了解骨質是否流失及骨質疏鬆症的檢查。
- 骨質流失高風險群：30 歲後骨質開始流失，骨質大量流失的時期為停經後婦女及老年人。
- 正常骨質密度 T 值：T＞-1
- 異常數值：骨量減少 T = -1~-2.5

  　　　　　　骨質疏鬆症 T＜-2.5

  　　　隨著老化所造成的骨質疏鬆稱之為原發性骨質疏鬆症。因其他疾病所導致骨質疏鬆症稱為繼發性骨質疏鬆症，造成骨質疏鬆的可能疾病如下：酗酒、甲狀腺及副甲狀腺功能亢進、長期使用類固醇藥物……。
- 後續處理：一旦有骨質流失現象，需多食用含鈣食物。另外，維他命 D 是能幫助體內吸收鈣質不可或缺的小幫手。因此，每天適度太曬太陽能幫助維他命 D 的合成，也是能預防骨質流失的好方法。

♥ 三 ┃ 理想體重指標：身高、體重、身體質量指數（BMI）及腰圍

1. **身高與體重**

   　　兩者互相配合用來計算身體質量指數 BMI，評量是否為理想體態。

2. **身體質量指數‧BMI 與腰圍**

   - BMI 計算公式：BMI＝體重（公斤）／身高^2（公尺）^{2}
   - 檢測目的：利用身高體重相對值來評量是否過重與過輕。
   - 標準體態數值：BMI＝18.5-23.9
   - 異常數值：過輕：BMI＜18.5　　　　　過重：BMI＝24-26.9

     　　　　　　輕度肥胖：BMI＝27-29.9　　中度肥胖：BMI＝30-34.9

     　　　　　　重度肥胖：BMI＞35
   - BMI 對大部分人的肥胖評估是準確的，但在以下族群卻不適當：(1)年紀小於18歲者、(2)舉重選手、(3)孕婦與哺乳婦女、(4)體弱需久坐或久臥的老年人、(5)肌肉發達之健身人士。

     因此 BMI 對肥胖的評估還需考量腰圍。

3. **腰圍**

- 檢測目的：腰圍大小與腹部脂肪堆積多寡有關。腹部脂肪過多的人發生與肥胖相關疾病的風險較高。
- 正常腰圍：男性：≦90 公分；女性：≦80 公分
- 異常數值：腰圍超過正常值的人易罹患第二型糖尿病、高血壓、高血脂或心臟血管疾病。

四 │ 生命徵象檢測：血壓

血壓是心臟收縮與舒張時，血液對動脈管壁造成的壓力。血壓會因為時間、季節、氣溫及個人狀況而有變動，因此需觀察長時間的血壓變化來做判定，而非單一次的血壓檢測結果。

- 檢測目的：用來監測是否罹患高血壓。
- 正常血壓數值：收縮壓＜120 毫米汞柱且舒張壓＜80 毫米汞柱
- 異常數值：

高血壓前期	收縮壓＝120-139 毫米汞柱或舒張壓＝80-89 毫米汞柱
高血壓第一期	收縮壓＝140-159 毫米汞柱或舒張壓＝90-99 毫米汞柱
高血壓第二期	收縮壓≧160 毫米汞柱或舒張壓 ≧100 毫米汞柱

- 後續處置：高血壓前期為開始發生病變的警訊，通常不需藥物介入治療，只需改善生活作息以及飲食習慣即可恢復正常，在飲食控制期間也需定期關注血壓變化是否有改善。而高血壓前期未積極控制血壓或改善生活習慣時，血管壁會漸漸失去彈性，轉為成高血壓的機率將會大增。

高血壓發生後，需服用藥物進行積極的控制，避免併發症的產生。高血壓的併發症包括：中風、冠狀動脈硬化、心衰竭、腎臟病變以及視網膜病變。

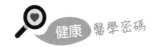

♥ 五 │ 血液檢查

血液扮演人體中運送養分至各個器官以及將廢物運送至排泄器官（例如腎臟及肝臟）的主要角色。因此，血液檢查項目能幫助醫師了解人體各器官系統之間是否有病變，能早期發現早期治療。血液檢查項目主要包含血液常規檢查、血脂肪檢查、糖尿病檢查以及生化檢查。

1. 血液常規檢查

主要是針對所有血液中血球成分的檢查。血液中包含三種主要血球：紅血球、白血球、血小板。紅血球主要負責運送養分與氧氣至各器官組織，以及運送二氧化碳至肺部排出；白血球主要負責身體的防禦與保護；血小板主要參與止血作用。

血液常規檢查中，與紅血球相關檢測項目主要是在評估是否貧血，主要項目包括紅血球數、血紅素、血球容積比以及平均血球容積。與白血球相關檢測用於評估是否有感染發炎或是血液癌症的發生，檢測項目主要為白血球數。血小板相關檢測在於評估止血功能是否異常，主要項目是血小板數，所有血液常規檢查異常之原因，均須尋求專業醫師的幫助。

紅血球數

- 檢測目的：與血紅素及血球容積比一起評估是否貧血。
- 正常紅血球數：男性成人：4.5-5.9（$\times 10^6$／μL）
　　　　　　　　　女性成人：4.0-5.2（$\times 10^6$／μL）
- 異常數值：

	正常狀況	疾病
升高	處在長期低氧狀態 例如：長期生活在高緯度	紅血球增多症 脫水 慢性肺阻塞肺病
降低		失血 若無失血情形，同時血紅素與血球容積比降低，代表貧血發生

血紅素

- 檢測目的：配合紅血球數及血球容積比作為貧血的評估。
- 正常血球素數值：男性成人：13.5-17.5（g/dL）
  女性成人：12-16（g/dL）
- 異常數值：低於正常值且紅血球數與血球容積比降低，代表發生貧血。

血球容積比

- 檢測目的：配合紅血球數及血紅素作為貧血的評估。
- 正常血球容積比：男性成人：41-53％
  女性成人：36-46％
- 異常數值：低於正常值且紅血球數與血紅素降低，代表貧血發生。

平均血球容積

- 檢測目的：測量血球平均大小，可依據血球大小，將貧血分為大球性、正球性、小球性貧血，以利於找出造成貧血的可能原因。
- 正常平均血球容積：80-100 fL
- 異常情形：

	貧血類型	可能的原因
平均紅血球容積＞100 fL	大球性貧血	惡性貧血（維他命 B12 及葉酸缺乏）胃切除術後
平均紅血球容積＝80-100 fL	正球性貧血	再生不良性貧血溶血性貧血大量失血
平均血球容積比＜80 fL	小球性貧血	缺鐵性貧血地中海型貧血

白血球數

- 檢測目的：了解身體是否發炎感染，以及疾病診斷與治療效果追蹤。
- 正常白血球數：3.9-10.6（×10³/L）

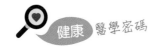

- 異常數值：白血球數常會因為疾病發生或一些正常生理狀況而有變動，所以須注意異常的危險臨界值（參考下表）。

	正常生理狀態	可能疾病
升高 （危險臨界值： ＞20 ×10³/L）	激烈運動 吸菸 壓力	細菌感染 身體發炎（過敏） 超過危險臨界值時可能為血液癌症 （白血病）
降低 （危險臨界值： ＜1 ×10³/L）		病毒感染 藥物 低於危險臨界值時代表骨髓造血功能異常

- 後續處置：過低的白血球數無法抵抗外來病菌，因此容易受到感染，需特別小心。

血小板數

- 檢測目的：評估是否有異常止血功能。
- 正常血小板數：150-400（×10³/μL）
- 異常數值：血小板數常會因為疾病發生或一些正常生理狀況而有變動，所以須注意異常的危險臨界值（參考下表）。

		可能疾病
升高 （危險臨界值： ＞400×10³/μL）	激烈運動 生理期	超過危險臨界值時可能為 　感染 　急性出血 　慢性白血病
降低 （危險臨界值： ＜150×10³/μL）		血小板減少紫斑症 敗血症、瀰漫性血管內凝血 大量出血 低於危險臨界值時代表骨髓造血功能異常

- 後續處置：過高的血小板數容易造成血栓導致動脈阻塞；過少的血小

板數容易因無法止血而導致自發性顱內出血。因此過多的血小板數需注意血栓形成或進一步以藥物防止血栓形成，而血小板過少則需避免出血的可能性。

2. 血脂肪檢測

人體中的血脂肪中與心血管疾病相關的脂肪種類為膽固醇和三酸甘油脂。高膽固醇及高三酸甘油脂與動脈硬化有極大關聯，因此監控血脂肪能預防或早期治療心血管疾病。血脂肪過高須尋求專業醫師的幫助，利用藥物或是改善飲食多運動減少血脂肪以達到降低心血管疾病的風險。

三酸甘油脂

主要來自食物吸收或體內自行合成，是人體儲存能量的方法之一。

- 檢測目的：評估心血管疾病發生風險。
- 正常三酸甘油脂含量：＜150 mg/dL
- 異常數值：高三酸甘油脂血症可分為兩類，一為家族基因遺傳造成，稱為原發性高三酸甘油脂血症，另一為其他疾病（常見為糖尿病）所導致，成為續發性高三酸甘油脂血症。

	可能原因
三酸甘油脂≧150 mg/dL	飲食不正常、家族高血脂症、甲狀腺功能低下、肝功能異常 酗酒、糖尿病

- 危險數值：三酸甘油脂＞500 mg/dL，會引起急性胰臟炎。

總膽固醇

主要來源是食物攝取與肝臟合成，在血液中由脂蛋白運送。

- 檢測目的：心血管硬化危險因子的評估。
- 正常總膽固醇含量：＜200 mg/dL
- 異常數值：高膽固醇血症可分為兩類，一為家族基因遺傳造成脂蛋白的異常，稱為原發性高膽固醇血症，另一為其他疾病（常見為糖尿病）所導致，成為續發性高膽固醇血症。

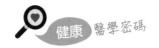
	可能疾病
升高≧200 mg/dL	家族性高膽固醇血症 肥胖，攝取過多脂肪 糖尿病 甲狀腺功能低下

3. **糖尿病檢查**

　　葡萄糖是身體組織所需的基本能量來源，因此對於葡萄糖體內含量有嚴謹的控制系統。血中葡萄糖含量長期過高時，即為糖尿病，而糖尿病患者血糖如果未能受到控制，併發症將隨之發生。糖尿病的併發症包括心血管與腦血管病變、眼病變、腎病變以及神經病變。糖尿病的檢查主要參考兩項檢驗指標：空腹血糖值以及醣化血色素。

空腹血糖值

- 檢測目的：空腹 8 小時的血糖值作為是否為糖尿病的診斷依據。
- 正常空腹 8 小時血糖值：70-100mg/dL
- 異常數值：

		可能原因
空腹血糖值 ＞126 mg/dL	糖尿病	
空腹血糖值 100~125mg/dL	糖尿病前期	
空腹血糖值 ＜70 mg/dL	低血糖	胰臟胰島素瘤 口服血糖藥或注射胰島素過量 甲狀腺功能低下

- 後續處置：糖尿病前期為開始發生病變的警訊，通常不需藥物介入治療，只需改善生活作息以及飲食習慣即可恢復正常。糖尿病前期如未積極控制血糖或改善生活習慣，最後變成糖尿病的機率將會大增。

	後續處置
糖尿病	飲食控制、多運動、控制血脂、藥物治療
糖尿病前期	飲食控制、不需藥物治療、定期檢查追蹤
低血糖	補充糖分

醣化血色素

　　血中葡萄糖會和紅血球中的血紅素形成醣化血色素，因為紅血球的生命週期約 120 天，意指醣化血色素的數值代表 2-3 月的血糖數值，更利於了解長期血糖監控情況。

- 檢測目的：糖尿病的診斷與治療的追蹤評估。
- 正常醣化血色素：＜6.5％
- 異常數值：≧ 6.5％ 即為糖尿病。

六│尿液檢查

- 檢測目的：尿液中的尿蛋白檢查可作為腎臟疾病的初步篩檢，一般正常情況下尿液中應無沒有或是微量的蛋白質。
- 正常尿蛋白：陰性（－）或微陽性（＋／－）
- 異常數值：

	正常生理狀態	可能疾病
+1	同時血清肌酸酐數值正常： 姿勢性蛋白尿 激烈運動	同時血清肌酸酐數值升高時： 腎前性：心臟衰竭 、發燒、高血壓 腎性：腎臟疾病 腎後性：泌尿道疾病、攝護腺疾病
+2/+3		腎前性：心臟衰竭 、發燒、高血壓 腎性：腎臟疾病 腎後性：泌尿道疾病、攝護腺疾病

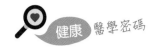

- 後續處置：因疾病造成的尿蛋白上升，需控制蛋白質攝取量、控制血壓和血糖以及多休息。

七│腎功能檢查

尿液的檢測提供初步對腎臟機能的評估外，血液中的腎功能指數能給予更為精確的判斷。血液中的腎功能指數檢測主要是肌酸酐與尿酸。

肌酸酐

肌酸酐主要是存在於肌肉中的肌酸代謝產物，血液中的肌酸酐須由腎臟過濾形成尿液排出體外，所以可用作評估腎臟功能的指標。

- 檢測目的：主要是腎功能的評估，血清肌酸酐數值可計算出肌酸酐的清除率，能直接反映腎臟功能。
- 正常血清肌酸酐數值：肌酸酐的含量與肌肉量的多寡有關，所以男性肌肉量多於女性。

男性：0.9-1.7（mg/dL）

女性：0.6-1.3（mg/dL）

- 異常數值：

	正常生理狀態	可能疾病
升高	高蛋白飲食 肌肉量增加	腎衰竭、腎臟感染發炎 心衰竭、橫紋肌溶解症
降低	懷孕	

- 後續處置：腎衰竭患者需減少蛋白質攝取量、限制鹽及水分攝取、控制血壓。

尿酸

尿酸是普林的代謝產物，普林的主要來源是死去的體內細胞以及高普林食物，例如：海鮮、內臟與肉湯。尿酸是不易溶於血液中的，因此濃度高的尿酸容易形成結晶堆積在關節中導致發炎，我們稱之為痛風。

- 檢測目的：主要是痛風的診斷。
- 正常血液中尿酸數值：男性：3.4-7.0（mg/dL）

　　　　　　　　女性：2.4-6.0（mg/dL）
- 異常數值：男性：＞7.0（mg/dL）
　　　　　　　　女性：＞6.0（mg/dL）
- 後續處置：高尿酸血症之患者須藉由藥物或飲食控制，積極控制尿酸，否則痛風產生的風險會增高。飲食控制方面須減少高普林食物的攝取，多補充水分以及控制體重。

♥ 八│肝功能檢查

　　常聽聞「肝若不好，人生是黑白的。」肝臟是人體最大的器官，主要負責清理廢棄物和合成身體需要之養分，因此肝細胞含有許多種酵素負責執行這些重要工作。肝臟一旦受到傷害，細胞中的酵素就會被釋放到血液中，所以測量血液中的肝臟酵素含量可了解肝臟是否受到傷害。常用於評估肝臟受損程度的指數有：天門冬胺酸轉胺酶 AST（GOT）／丙胺酸轉胺酶 ALT（GPT）以及丙麩胺醯氨轉移酶 γ-GT。

1. **天門冬胺酸轉胺酶 AST（GOT）／丙胺酸轉胺酶 ALT（GPT）**
   - 檢測目的：肝臟疾病診斷追蹤。
   - 正常 AST/ALT 數值：AST：10-34（U/L）
   　　　　　　　　　　　　ALT：7-40（U/L）
   - 異常數值：

	可能疾病
AST 升高	心肌梗塞、肝炎、肝癌、肝硬化、肝損傷
ALT 升高	肝炎、肝癌、肝硬化、肝損傷

   - 後續處置：配合醫囑，飲食控制、生活作息規律、多休息、定期腹部超音波檢查。

2. **丙麩胺醯氨轉移酶 γ-GT**
   - 檢測目的：配合 AST/ALT 的檢查，用以診斷肝臟疾病。
   - 正常 γ-GT 數值：0-51 U/L
   - 異常數值：

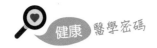

	可能疾病
升高	肝炎、肝癌、肝硬化、酒精性肝炎、膽汁滯留

- 後續處置：配合醫囑，飲食控制、生活作息規律、戒酒。

九│病毒性肝炎檢查

能導致肝炎的病毒有五種：A 型肝炎病毒、B 型肝炎病毒、C 型肝炎病毒、D 型肝炎病毒、E 型肝炎病毒，其中以 B 型肝炎病毒和 C 型肝炎病毒會經由輸血感染病導致肝癌，所以 B 型肝炎病毒和 C 型肝炎病毒的相關篩檢對於預防肝癌是不可缺少的。

1. B 型肝炎篩檢

	代表意義
HBs 抗原（＋） （B 型肝炎表面抗原陽性）	目前感染 B 型肝炎 B 型肝炎帶原者
HBs 抗體（＋） （B 型肝炎表面抗體陽性）	感染過 B 型肝炎已痊癒 接種過肝炎疫苗已產生抗體

- 後續處置：每半年定期肝炎篩檢包括肝功能檢查，胎兒球蛋白檢查以及腹部超音波檢查。

2. C 型肝炎篩檢

	代表意義
C 型肝炎抗體陽性（＋）	曾感染 C 型肝炎
C 型肝炎免疫墨點法（RIBA）陽性（＋）	確實曾接觸過 C 型肝炎病毒
C 型肝炎核糖核酸（RNA）檢驗陽性	血中含有 C 型肝炎病毒

- 後續處置：每半年定期肝炎篩檢包括肝功能檢查，胎兒球蛋白檢查以及腹部超音波檢查。

💗 十 腹部超音波檢查

用來診斷肝、膽、腎、胰、脾、門靜脈器官情形，檢查臟器是否有息肉、腫瘤、結石、或鈣化。

以下 4 種人需進行每半年腹部超音波檢查：

(1) 血脂肪異常

(2) 肝功能異常

(3) B 肝型肝炎或 C 型肝炎帶原者

(4) 糖尿病患者

💗 十一 胸部 X 光檢查

用於檢查胸廓、軟組織及骨組織、肺臟、心臟、肋骨、脊柱及胃的病灶。主要用來診斷肺部疾病，約 60-70％的肺部異常可由胸部 X 光診斷出。

- 異常情形：以下肺部疾病，胸部 X 光檢查可見影像上的異常。

    (1) 肺部纖維化或結節

    (2) 肺炎

    (3) 肺結核

    (4) 肺癌：大小＞1 cm 的肺部腫瘤，可由胸部 X 光檢測出。

💗 十二 心電圖檢查

利用心肌收縮時的電位改變以不同波形呈現出來，依據波形的變化評估心臟是否有異常改變。

- 異常情形：以下心臟疾病，心電圖上可見波形的異常。

    (1) 心律不整

    (2) 心肌梗塞

    (3) 心房心室傳導阻礙

    (4) 電解質不平衡

    (5) 心包膜炎

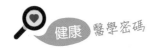

🩺 十三 │ 糞便檢查

糞便檢查的項目可以提供醫師對消化道系統（包含口腔、食道、胃、腸道以及肛門）健康情形的評估，其中糞便潛血檢測更是大腸癌的初步篩檢項目。

糞便潛血檢查

糞便潛血指的是肉眼看不到的出血，而當消化道系統有出血的症狀，糞便潛血檢測即呈現陽性反應。

- 檢測目的：用以大腸癌的初步篩檢。
- 正常糞便潛血反應：陰性（-）
- 異常數值：

指標	可能疾病
陽性反應（+）	消化道腫瘤：大腸癌、大腸息肉 消化道潰瘍：胃潰瘍、十二指腸潰瘍 消化道發炎：食道炎、胃炎、大腸發炎性疾病

- 後續處置：消化性潰瘍或發炎患者，需改變飲食習慣，減少刺激性食物及酒精，多吃膳食纖維

🩺 十四 │ 腫瘤標記

用以作為腫瘤標記的檢測項目，通常在正常健康狀態下，血液中的含量極少，然而在腫瘤發生時，血液中的含量會大幅上升。但是其實這些腫瘤標記在一些器官發炎或是非癌症的疾病狀態時也會上升，因此腫瘤標記的檢測通常只作為癌症的輔助性篩檢，無法作為癌症的診斷依據，通常須搭配其他更精確的癌症檢查才能斷定是否為癌症。

1. **CEA 癌胚胎抗原**

   一般癌症標記

   - 正常 CEA 數值：＜5 ng/mL
   - 異常數值：

指標	非癌症	癌症
升高	肝硬化 慢性肝炎	大腸癌、乳癌 肺癌、胃癌 胰臟癌

2. AFP 胎兒球蛋白

肝癌標記

- 正常 AFP 數值：＜10 ng/mL
- 異常數值：

	非癌症	癌症
升高	肝硬化 慢性肝炎 懷孕	肝癌

3. CA-125

卵巢癌症標記

- 正常 CA-125 數值：＜35 U/mL
- 異常數值：

	非癌症	癌症
升高	子宮肌瘤 子宮內膜異位症 良性卵巢腫瘤 懷孕 生理期	乳癌 肺癌 肝癌、胃癌、胰臟癌 子宮體癌、卵巢癌

4. PSA 前列腺特異性抗原

前列腺癌症標記

- 正常 CEA 數值：＜4 ng/mL
- 異常數值：

	非癌症	癌症
升高	前列腺肥大	前列腺癌

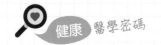

一、書籍

- 江口正信著，林麗紅譯（2010），《圖解臨床醫護檢驗報告》。臺北：三悅文化。
- 林英欽（2012），《健檢好好玩》。臺北：策馬入林文化。
- 韓志陸、陳威廷、楊仲棋、鄭正忠、林耕民著（2011），《檢查值小百科：專業醫師教你看懂 125 個健康關鍵密碼！》。臺北：臉譜。

二、資訊網站

- 維基百科，Reference range 參考值。網址：https://www.wikiwand.com/en/Reference_range。

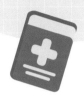

Chapter **6**

要文明不要文明病

從農業時代進入工業時代，大家不用付出勞力就可以獲得食物，甚至現代社會大家出門騎車或直接叫外送，連走路都省下來了，生活便利反而種下代謝症候群的種子；現今人手一支手機，無論休息、走路、坐車和睡前都無法將眼睛離開螢幕，除了影響我們的靈魂之窗外，身體也會因為姿勢不良出現許多病痛。這些問題大多是因為飲食和生活型態的改變，只要我們平時多注意，就能同時享受現代化生活又維持身體健康。

甘祐瑜

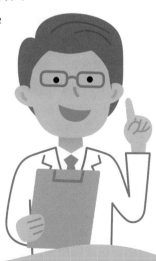

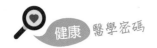

壹 簡述文明病

文明病又稱都市病、富貴病，是因為文明化造成飲食、生活型態和環境改變而產生出的相關疾病。亦有人稱文明病是因為人類的進化趕不上社會環境的變化而導致。人類在數萬年前是以狩獵跟採集維生，必須不停地活動才能獲取食物，即使是到農耕時期，人類基本上仍是要付出大量勞力才能獲得食物，因此以生物自然天性來說，人類身體的特性之一就是適合運動。再者，原始生活是有一餐沒一餐，當偶爾有大餐可以飽食一頓時，身體的另一特性就是會盡量將食物轉成脂肪儲存在體內，以備沒有食物之時可利用。但工業革命之後，社會變得越來越便捷，人類不必付出大量的勞力就能輕易購買大量且高熱量的食物，於是人類的運動量減少，但身體喜歡儲存脂肪熱量的天性並未隨之改變，因此人類的身體來不及演化適應這樣的生活型態，於是就產生代謝症候群等各種文明病。

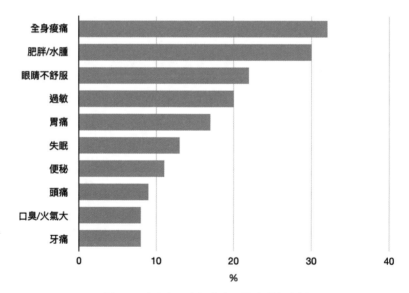

圖 6-1 十大文明病調查中，國人所占比例

　　根據早安健康 2018 健康大賞調查，十大文明病居冠的疾病是「全身痠痛」；其次為代謝變差導致「肥胖／水腫」；第三名為因手機、電腦而產生的「眼睛不舒服」；困擾國人的疾病第 4 至 10 名依序排名為：過敏，腸胃不適，失眠，便秘，頭痛，口臭，牙痛（如圖 6-1 所示）。本章將就全身痠痛、肥胖／水腫、眼睛不舒服以及失眠四部分跟大家分享。

貳　常見文明病

♥ 一 ｜ 全身痠痛

　　文明病居冠的全身痠痛，以上班族、勞動工作者比例最高。引起全身痠痛的原因有以下幾種可能：關節疼痛、風濕、感冒、血液循環不好、過度勞累、缺乏營養、或是長時間保持一個姿勢。其中，有可能是因為感冒、疾病或感染、乳酸無法代謝以及缺乏鐵質、維生素（維生素 B 群或 D）所引起的疲勞。

　　我們所談到與文明病相關的，是長時間保持一個姿勢會導致肩膀的肌肉出現僵硬的情況，使局部的血管受到壓迫，從而導致全身痠痛。脊椎保健達人鄭雲龍表示，駝背、半躺半坐、左倚右靠這三大不良姿勢對健康影響甚鉅，長期下來易會造成腰痠背痛，因此不可不慎。另外，因使用手機的姿勢不良所造成的頸椎疾病也有越來越年輕化的趨勢。

淺談三大不良姿勢

1. 駝背此一姿勢不僅造成體態不好看、容易顯老、沒精神，重要的是還會造成肩頸僵硬或對脊椎造成負擔。因此要避免駝背，可以有意識地讓自己時刻維持正確良好姿勢，以及強化背肌，亦能改善矯正駝背問題。

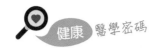

2. 半躺半坐時，骨盆會往後倒，上半身的重量會壓在腰椎第四節及第五節的位置，若這兩節軟骨長期受壓迫，往後凸出則會造成椎間盤突出，若往前凸久了骨頭邊緣就會增生，形成骨刺。因此坐姿時要避免半躺半坐，坐時髖關節、膝關節、踝關節都能夠維持 90 度。雙腳應輕鬆接觸地面，不翹腳、不墊高、不盤腿、不懸空。

3. 排名第三的壞姿勢是左倚右靠、左右歪斜，例如習慣站三七步者、背包長期固定單肩背、或是無論坐站都是身體都呈現歪斜的姿勢，如此長期將使身體左右失衡，亦造成脊椎側彎。因此要避免長時間處於左右不平衡的姿勢。有幾種方式可以測試自己是不是有姿勢左右不平衡的現象：(1)雙手一上一下放到背後看看是否能碰在一起，左右換邊再試一次。一邊碰得到一邊碰不到，比兩邊都碰不到還糟糕，因為你的肩膀有「高低肩」了。(2)單肩背東西時，一邊背得住，另一邊則會滑下去。(3)女性內衣肩帶明明兩邊調得一樣長，但一邊比較鬆，一邊比較緊。(4)鞋子穿久了，一邊的鞋跟磨損得比另一邊快。

手機的不良使用

現代使用手機的人口與時間越來越長，根據調查顯示臺灣人平均每天用手機上網的時間高達 197 分鐘，長時間低頭滑手機會導致頸椎出現各種退化性疾病（長骨刺、椎間盤突出、神經壓迫……），不單純只是疼痛而已，還會產生永久性的傷害，最後甚至必須要靠開刀才能解決問題。

這是因為低頭滑手機是非常傷頸椎的動作。在標準的站姿時，頭部壓在頸椎上的重量大約是 5 公斤。如果我們低頭 15 度去看手機螢幕，頸椎就必須支撐 12 公斤的重量；如果低頭到 60 度去看手機，頸部所要支撐的重量就會高達 27 公斤（如圖 6-2 所示）。而且因為使用智慧型手機的大多數是年輕人，所以頸椎退化的年齡層有越來越年輕的趨勢。

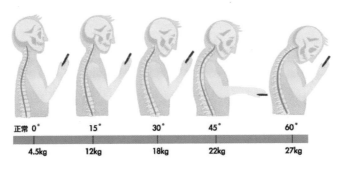

圖 6-2　3C用品使用習慣與頸椎壓力

　　手機的使用是現代人不可或缺的必備品，因此我們要正確地滑手機，但不要手機所帶來的後遺症。要減少因為長時間低頭滑手機所產生的後遺症，可以從下列幾個方式開始做起：

1. 多使用語音輸入，減少手寫輸入。
2. 雙手輪流拿手機，避免維持固定姿勢超過 10 分鐘。
3. 隨時注意自己使用手機時的姿勢，記得要抬頭、挺胸、縮下巴。建議把手機拿高避免低頭，手機上方高度約與鼻子同高。
4. 正確低頭方式應是下巴先微內收，再將頭往下旋。脖子往前伸是不適切的。
5. 增強上肢、頸、肩、上背部的肌肉群。
6. 按摩或伸展已經痠痛的肌肉群。
7. 常做伸懶腰的動作，舒緩緊繃的肌肉。
8. 可以多伸展和轉動手腕和手指頭。

二｜肥胖／水腫

　　2018 年國民健康署針對國人體重的調查結果指出，臺灣成人過重及肥胖盛行率破四成五，再創歷次調查以來的新高，是亞洲七國中最胖的國家，且臺灣胖男多過胖女，分別有五成三男性以及三成八女性過重及肥胖。臺灣國人十大死因中，有超過一半的疾病與肥胖有關。肥胖會增加癌症、心血管疾病、腎臟病、肝臟疾病以及新陳代謝症候群的罹患率，所以控制體重，避免肥胖是現今國人要維護健康首要之事。

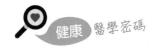

肥胖的成因有以下因素：

1. 遺傳：愈來愈多的證據顯示基因遺傳是造成肥胖的主要原因之一。1995年肥胖基因（Ob gene）的發現提供最佳的佐證。Ob 基因轉錄出 leptin，可由脂肪細胞製造產生並經由血液循環傳達到腦部，藉以調節食物的攝取和增加能量的消耗。因此肥胖家族的成因除了生活型態和飲食習慣之外，leptin 的功能是否正常實屬重要，因為血液中 leptin 的濃度較低或腦部中與 leptin 結合之受器出現異常時，容易造成攝食過量、體脂肪堆積、能量消耗降低，最後體重上升造成肥胖。

2. 內分泌疾病或是藥物導致：少數疾病也可能導致肥胖，這些疾病包括低甲狀腺症、Cushing（庫氏）症候群、憂鬱症及若干精神疾病等。服用某些藥物如類固醇和抗憂鬱藥也會造成肥胖。

3. 壓力：心理因素亦是影響飲食行為的原因之一，根據統計大約 30% 的肥胖患者是由於不正常暴飲暴食的心理因素所造成。

4. 年齡：隨著年齡增加，基礎代謝率（或稱靜態代謝率）降低。基礎代謝率是維持生命所需（安靜狀態下維持呼吸循環系統、神經系統以及肝腎等器官組織的運作）的最低熱量。

5. 飲食結構不合理：現代人的飲食中，脂肪和碳水化合物含量經常過多，而易造成熱量過剩，產生脂肪堆積。

6. 缺乏運動：適量的運動可以幫助我們消耗體內多餘的脂肪，反之，若身體運動不足，熱量消耗不足即會造成脂肪堆積。所以久坐不站的族群很容易造成脂肪在體內堆積從而引發肥胖的問題。

以下提供體重控制大方向：

1. 先瞭解自己肥胖的原因。

2. 實行三大原則「飲食、運動、行為」：少吃、多運動、並持之以恆。

3. 衛福部建議健康減重時，每天熱量攝取建議（大卡）＝維持現有體重的每天熱量攝取建議減 500（＝總熱量消耗–500）。

4. 控制體重時，每日熱量攝取不可低於 1,200 大卡，以免營養不足。

減重迷思

坊間有許多減重方法，但有些方法不但瘦不下來，還可能危害人體健康，因此國民健康署特別整理常見的減重迷思：

Q01. 我的體質喝水也會胖，所以少喝一點水？

A. 喝水不會胖！水並不會提供熱量，因此喝水不會增加體脂肪。水在人體中參與許多重要的代謝反應，多喝水可以促進體內代謝及腸胃蠕動，要維持健康體重一定要多喝水、拒絕含糖飲料，每天至少攝取 1,500 毫升的水。

Q02. 我已經很努力吃素了，怎麼還是瘦不下來？

A. 素食為了讓口感更加美味，在烹調時常會加入較多的油脂、糖、鹽，並使用油炸、油煎或糖醋的方式進行烹調，且素食加工食品（如素肉、素丸子等）熱量高。因此建議吃素的民眾多選用天然食材、多吃深色蔬菜及水果，減少油、糖、鹽的使用，同時也要注意食物攝取的份量，才可維持健康體重。

Q03. 吃代餐真的可以減肥嗎？

A. 代餐營養不均衡，且代餐價格昂貴、單調且膳食纖維不足，長期使用可能有營養不良的問題。若沒有改變舊有飲食習慣，停止使用代餐後容易復胖，花了錢又傷身體。

Q04. 我可以自己買減肥藥來吃嗎？

A. 非法減肥藥常含有安非他命、緩瀉劑、利尿劑、甲狀腺素等藥品成分，服用之後，易產生許多不良反應，例如：頭痛、失眠、噁心、嘔吐、腹瀉、心悸、肌肉無力、精神錯亂、腎衰竭、虛弱、癱瘓、甚至有死亡的危險。使用非法減肥藥物傷身、傷心、傷荷包，不僅無法維持健康體重，更可能造成一生健康的損害。

Q05. 聽說減重期間不能吃澱粉類？

A. 攝取適量、未精製全穀雜糧類（澱粉類）有助於健康體重管理。未精製的全穀雜糧富含維生素及膳食纖維，可增加飽足感、促進腸胃蠕動，有助於血糖以及體重控制，且適量攝取全穀雜糧類可以幫助脂肪燃燒。無

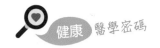

論是不吃某一類食物或只吃某一類食物（吃肉減重法、吃水果減重法），都容易導致營養不均衡。

Q06. 不吃東西可以瘦得很快？

A. 禁食會造成各種重要營養素缺乏，使體重下降過快、肌肉流失，代謝率下降，可能造成腎臟及腦部的損傷。禁食也容易增加飢餓感，導致下一餐吃進更多的食物。因此，建議一定要養成三餐定時定量的好習慣。

代謝症候群

代謝症候群是一組總稱，指的是容易導致心血管疾病的危險因子們，並非單一疾病名稱，它們也是慢性疾病發生前的警訊。有代謝症候群的人未來得到「糖尿病」、「高血壓」、「高脂血症」、「心臟病及腦中風」的機率，分別是一般健康民眾的六、四、三、二倍。代謝症候群的判定標準為：

危險因子	檢查值
腹部肥胖	男性的腰圍≧90 cm（35吋） 女性腰圍≧80 cm（31吋）
血壓偏高	收縮壓≧130 mmHg 或舒張壓≧85 mmHg；或是服用醫師處方高血壓治療藥物
空腹血糖偏高	≧100 mg/dL，或是服用醫師處方治療糖尿病藥物
空腹三酸甘油酯偏高	≧150 mg/dL，或是服用醫師處方降三酸甘油酯藥物
高密度脂蛋白膽固醇偏低	男性<40 mg/dL、女性<50 mg/dL

以上五項危險因子，符合三項（含）以上即可判定為代謝症候群。

至於為什麼會得到代謝症候群呢？不良的生活型態因素約占 50%，遺傳因素約占 20%，也就是家族中有高血壓、糖尿病、高脂血症的人，其罹患代謝症候群的機率比一般人高。另外，常食用低纖、高糖、高油脂飲食與過量飲酒習慣的人容易有代謝症候群。壓力大亦會造成內分泌失調，導致血糖上升，長時間容易造成代謝症候群；習慣吸菸的人得到代謝症候群的機率比一般不吸菸的人高1.5倍；運動量低的人得到代謝症候群的機率也比運動量高的人高 1.7 至 2 倍。

胰島素阻抗是代謝症候群主要的核心異常。血液中的葡萄糖需要胰島素幫忙

才能進入細胞提供能量，而胰島素阻抗就是細胞對胰島素敏感度變差，血液葡萄糖不容易進入細胞內，導致身體代謝出現問題，進一步引起代謝症候群。

如何預防代謝症候群

1. 聰明選、健康吃：營養要均衡攝取，天天要吃六大類食物，如此能提供各種營養素需要。此外，飲食的選擇可運用「三低一高」：低糖、低油、低鹽、高纖作為準則。現今大家常會在外用餐，外食吃的健康也是有方法的，例如盡量選擇蒸、煮、滷、涼拌的食物；避免勾芡燴菜類，太油的青菜可以白開水或清湯過水；油炸、油煎食物去皮不吃，減少吃炒麵、炒飯等高油脂食物；請老闆少放鹽和肉燥；記得多選擇含纖維質多的蔬菜跟水果。

2. 站起來，動 30：意即減少久坐，一天至少運動 30 分鐘。世界衛生組織建議成人每週需進行 150 分鐘以上的中等強度運動，兒童及青少年每天都應至少達到中度身體活動 60 分鐘以上，每週應累積 420 分鐘以上。成人每週達到 150 分鐘的中度身體活動（即運動時唱歌會喘，但可平順說話）或是 75 分鐘的費力身體活動（即運動時說話會喘），就能達到基本的健康效果。運動的好處包括可減少胰島素阻抗，增加胰島素敏感度及血中高密度脂蛋白膽固醇等。如果很忙，沒有時間運動，國民健康署建議可以善用零星時間，不用連續的 30 分鐘運動，可以是 3 次的 10 分鐘運動，或是 6 次 5 分鐘。例如上下樓盡量走樓梯；坐著看電視、打電腦、開會的時候，可以多做下肢伸展運動；看電視時，拿起啞鈴或裝滿 600 毫升水瓶（如小瓶礦泉水）深蹲，舉上、舉下鍛鍊手臂肌力。

3. 不吸菸、少喝酒：吸菸和過量飲酒對健康的危害皆不可忽視。根據研究越早戒菸，效果越好，且再晚戒菸，都還是對身體有幫助。若吸菸者在 30 歲、40 歲、50 歲或 60 歲戒菸成功，預估可分別延長 10 年、9 年、6 年或 3 年的壽命。而過量飲酒亦與酒精性肝炎、脂肪肝、肝硬化等疾病有關。因此若需飲酒，請適量飲酒，女性每天不超過 1 個酒精當量，男性每天不超過 2 個酒精當量（一個酒精當量＝15 公克酒精，如 350 毫升4-5%啤酒、120 毫升 12-13%葡萄酒、70 毫升 22%米酒、40 毫升 40%威

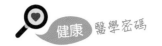
士忌、25 毫升 58%高粱酒）。

4. 壓力去，活力來：現今是個高壓的社會，壓力是不可避免，但如何面對壓力並調適自己是需要學習的，以下提供四個處理壓力的方向：（1）找出放鬆自己的方法，例如泡澡、聽音樂、運動、和朋友聊天、靜坐冥想、培養個人興趣。（2）面對問題不要拖延，以避免壓力不斷堆積。（3）找人討論、一起想辦法解決問題。（4）勇於尋求醫師或臨床心理師的諮商協助。【更多情緒與壓力的應對方式請查閱第4章「跟情緒做朋友」】

5. 做檢查、早發現：要定期做健康檢查，若有問題要設法改善。目前國民健康署免費提供以下民眾健康檢查：40 歲以上未滿 65 歲民眾每 3 年 1 次，滿 65 歲民眾每年 1 次。內容包含代謝症候群篩檢，包括血壓、腰圍測量、血糖、三酸甘油酯與高密度脂蛋白膽固醇抽血檢查，健康行為與憂鬱檢測。【更多健康檢查的項目請查閱第5章「健康檢查大解密」】

❤ 三│眼睛不舒服

眼睛是我們人的靈魂之窗，但隨著近年來電腦、智慧型手機等電子產品興起，「全民瘋 3C」的情況持續發燒，近距離、長時間使用手機、平板等 3C 產品，使得「3C 眼」已成為現代人常有的眼部症狀，3C 眼會導致眼睛出現「痠、麻、脹、痛」等症狀。

中華民國眼科學會於 2016 年公布「五大傷眼謀殺榜」，使用 3C 無適度休息者占了 80%居首，其次分別為自覺眼睛不適未就醫占 75%、在光線不充足下使用占 60%、趴著或躺著使用 3C 產品占 46%；在捷運、公車、火車等交通行進間使用 3C 產品，也占 31.4%，你可以檢視自己使用 3C 產品時是否也有以上的行為呢？

滑世代滑出眼病變

以下幾種眼睛疾病，其發生率有越來越年輕的趨勢：

1. 乾眼症：在正常情況下，我們每分鐘會眨眼約 16 次，使淚液重新分布於眼球上，達到滋潤的作用。但使用 3C 產品時，我們直視手機時光線照射太強，眨眼次數明顯減少，每分鐘只會眨眼 6、7 次。眨眼次數減少，很容易造成眼睛乾燥，會產生眼紅、畏光、異物感，嚴重時會有分泌物增加、眼睛眨痛等症狀，視力也會變得模糊。

2. 老花眼：長時間近距離使用 3C 產品導致眼睛睫狀肌過度收縮緊張、水晶體彈性變差，聚焦能力就下降。「上班族用眼習慣與眼藥水認知調查」指出，七成未滿 40 歲的上班族曾出現類老花現象，如光線昏暗時看不清楚，或近距離閱讀、看手機字幕時不清楚。

3. 退化性飛蚊症：過度用眼加速眼睛老化，造成玻璃體退化所導致，在醫學上的正式名稱為「玻璃體混濁」。在凝視白色背景時，眼前會看到一些移動物體，包括像是小斑點、小絲條、小蟲狀、塵埃等，且會隨著眼球轉動而跟著移動。

4. 早發型白內障：能量較高的藍光由水晶體加以吸收，但日久就會造成蛋白質變性，使得水晶體變得混濁，使人覺得影像變暗視力模糊，而日久水晶體嚴重水腫，聚光力增強，將使近視度度數增加。

5. 黃斑部病變：紫外線光與高能量藍光經過瞳孔射入眼底，經年累月光線慢性刺激，就會造成黃斑部的水腫發炎。黃斑部病變多發生在 60 歲以上的民眾身上，但隨著 3C 產品普及、高度近視族群不斷增加，導致黃斑部病變的年齡層也有下降的趨勢。

藍光的迷思

我們經常聽到藍光不好會傷眼睛，但真的是如此嗎？其實使用時間過長才是傷眼的罪魁禍首。藍光是指波長在 400-500 奈米之間的可見光，屬於短波長。因為接近能量較強的紫外線，有幫助人體調節日夜節律、改善睡眠品質和穩定情緒的作用。透過藍光，雙眼所見的世界變得更明亮、鮮艷，也讓人的心情變得愉悅。因此適當的藍光是有好處的，保護眼睛的重點應是在於接觸藍光的時間點、距離、面積及是否做好適當的防護。

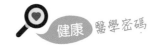

藍光與睡眠品質亦有關係，在白天，藍光能增強注意力、加速神經系統的反應時間，以及維持好心情。但是在晚上，藍光卻具傷害性，除了傷害眼睛，還會改變晝夜節律，造成生理時鐘混亂，進而影響睡眠。因為藍光會抑制人體內晚上才產生的褪黑激素（人體內天然的安眠藥），讓身體比較不容易想睡覺，所以睡前大量接觸手機、平板的藍光，會影響到睡眠品質。

護眼 SOP

2018 年中華民國眼科醫學會於中正紀念堂舉辦「愛你眼睛健康」護眼講座時介紹護眼主張「全民護眼 SOP」三大行為守則，建議大家能縮短近距離使用眼睛的時間（Shorten）、走出戶外（Outdoor）讓眼睛適度休息以及定期眼睛檢查（Prevention）預防眼睛疾病。此外，使用 3C 產品時亦可調整使用方式，以維護眼睛健康。

1. 亮度、字體要注意：亮度不要調得太亮，與環境亮度差不多、舒適柔和為宜。3C 產品亮度對眼睛造成的負擔，來自於瞳孔的放大與縮小，當亮度強時，瞳孔會縮小，就容易使眼球感到疲倦，調降亮度可有效減少眼球負擔。

2. 不要關燈使用手機、不要在晃動行進下使用：在黑暗的地方，人類的瞳孔會放大，若室內光源不足，3C 螢幕的藍光，就會大量進入眼睛，導致黃斑部提前病變老化；在晃動的交通工具上滑手機，關掉手機後會覺得眼睛更加疲勞，這是因為睫狀肌為了看清楚手機螢幕裡的內容，必須不斷對焦，因而加重眼睛的負擔，使眼睛容易疲累，還有些人會因此產生頭暈噁心的現象，眼睛也會因此加速耗損及老化。

3. 看螢幕 30 分鐘，就要休息 5-10 分鐘：根據目前最新的研究顯示，這樣可以減低視網膜感光細胞的損傷。此外，長期使用電腦的「螢幕族」因眼睛睫狀肌持續收縮，容易出現眼睛疲勞及痠痛紅腫等症狀。

4. 記得眨眼加熱敷：3C 使用者通常注意集中、眨眼次數減少及多處於空調系統下，眼淚分泌量可能下降，使眼球潤滑度不足而產生乾澀充血的情形。熱敷眼睛能舒緩眼部疲勞，在辦公室可以倒杯熱水利用熱氣來蒸眼睛，放在桌上也能增加空氣中的濕度。

四｜失眠

根據非正式統計，臺灣慢性失眠人口超過 200 萬，而健保署在 2014 年的統計指出臺灣人一年要吃掉總共 3 億 3,900 萬顆的安眠藥，且根據臺灣睡眠醫學學會 2018 年調查指出，全臺失眠的盛行率約為 11.3%，13.9%的女性與 8.6%的男性長期飽受失眠之苦，表示睡眠品質不佳或難以入眠已經是普遍的國民疾病。依照「精神疾病診斷統計手冊（第四版）」的診斷標準，每週有至少三天以上之失眠，且白天出現倦怠、嗜睡、情緒煩躁、難以專心或身體不適等症狀，進而影響學習或工作即稱之失眠，超過一個月以上就稱慢性失眠。

失眠的三種類型

1. 入睡困難型（difficulty falling asleep）：上床後，輾轉反側超過 30 分鐘以上還無法入睡。緊張、焦慮、或身體不舒服引起的失眠常屬此型。

2. 無法熟睡型（difficulty staying asleep）：睡到一半容易醒來，或者無法熟睡，感覺處於淺眠的狀態，會斷斷續續醒來的人。在一般情況下，每個人晚上的醒來的次數不應超過 2 次，即使是因為尿急而起床上洗手間，在重新躺下後也馬上就可睡著才是正常，如果醒來的次數頻繁，而且每次時間超過 30 分鐘，就代表出現睡眠障礙的症狀。有些睡眠障礙的患者並不是睡不著，而是在睡眠時長期處於淺眠狀況、深層睡眠時間過短，因為睡眠品質不好，就算睡了 7、8 個小時，早上起床時還是會覺得沒有睡飽，感覺疲憊。

3. 清晨早醒型（early morning awakening）：過早醒來指的是比平時習慣性醒來的時間早 1 個小時以上。此外，過早醒來還有一個評量的標準，就是整體睡眠時間短於 5 個小時，醒來後就沒有辦法睡覺了。例如明明可以睡到 7 點再起床，但偏偏 4 點多起床後，再也睡不著了。

失眠的成因

失眠的原因，有非常多種可能：

1. 因身體上的疾病或生理方面的變化：搭乘車、飛機等交通工具所造成的時差、心臟病、氣喘、痛症、更年期症候群、睡眠呼吸中止症、甲狀腺

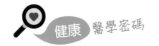

機能亢進等疾病皆有可能影響睡眠。婦女生理期、懷孕或停經後也易出現失眠症狀。

2. 因外在環境變化：太熱、太冷、太吵鬧等亦可能影響睡眠。有些人屬於「認床睡覺」型，在熟悉的臥室較能入睡。而所謂「最佳的睡眠環境」則因人而異，例如臥房的明暗、床墊之軟硬、室溫、以及獨眠或共枕皆各有所好，喜歡就好。

3. 心理因素的失眠：焦慮、焦躁不安、情緒低落等負向情緒，或是工作、學習、考試等壓力亦有可能造成失眠。有些自覺較會認床的人，通常對新的睡眠環境有著預期失眠的心理，這種預期心理往往比變換環境本身更易引起失眠。

4. 因服用藥物或是具亢奮性的食物：服用中樞興奮藥物或是茶飲、咖啡、可樂等含有咖啡因的食物干擾睡眠。酒精會使人睡眠變淺，戒酒的人也會失眠。睡前食用甜或油膩的食物，也會降低睡眠的品質。

如何改善失眠狀況

1. 飲食控制：午後不吃含咖啡因食物（例如咖啡、可樂、茶、巧克力），並避免吃太飽或空腹就寢，也要避免依賴酒精入睡。

2. 適時運動：規律的運動可以增加深睡期，有益睡眠品質。但請注意晚上劇烈運動卻有礙睡眠，所以睡前 3 小時要避免運動。

3. 藥物舒緩：安眠藥物需先經過醫師詳細的臨床評估，並遵照醫師和藥師的專業指示服藥，不要自行停藥或增減劑量，否則容易產生戒斷症候群與反彈性失眠。

4. 認知療法：（1）與其在床上數羊，不如瀟灑起床：做些靜態放鬆的活動，像是閱讀或靜態的伸展讓肌肉放鬆。（2）讓自己養成「床＝睡覺」的習慣：避免在床上使用 3C 產品，或者是在床上思考工作內容。（3）給自己布置舒適的睡眠環境：必要時使用耳塞、眼罩等工具，或是睡前使用有助於睡眠的芳香精油讓自己入眠都是不錯的方法。（4）了解失眠的本質，克服對失眠的迷思：睡多睡少因人而異，但重點是要有好的睡眠品質。

10 大睡眠迷思

Q01. 我們每天需要 8 小時睡眠？

A. 其實 8 小時不是最佳睡眠時長，睡眠時數因人而異，建議青少年每晚平均需要 9 小時的睡眠，成年人每晚平均需要 8 小時的睡眠，而中老年每天需要 7.5 小時左右。

Q02. 我今天沒睡好，明天狀況會很糟？

A. 在研究上，睡眠被剝奪的確會干擾腦部運作，使得生理功能運作較遲緩，免疫力無法發揮最佳的作用。精神不好，白天嗜睡，也會影響認知功能與工作表現。但是如果不斷擔心失眠造成的後果，這種焦慮反而會形成壓力。應該平常心看待睡眠，不斷擔心失眠的這種焦慮可能才是失眠及影響健康的罪魁禍首。

Q03. 睡不著時，躺著也是休息？

A. 躺著超過 20 分鐘還是睡不著時，建議可以試著起身做點事情以幫助轉移注意力，等身體感覺累了再上床睡覺，會比一直躺著睡不著更有幫助。醒著躺在床上會造成焦慮，這種情形次數太多時，會形成制約反應。

Q04. 11 點前要上床睡覺，配合肝臟排毒時間？

A. 肝臟是人體最大的排毒器官，肝臟所分泌的酵素在毒素的代謝上扮演非常重要的角色，不僅能處理掉由腸所吸收的毒素或廢物，同時也能去除血液中的有害物質。肝臟是 24 歲全天候的待命工作，晚間 11 點到 1 點這個時段，對肝臟排毒沒有特別的意義。維持穩定的作息時間，比特定時間重要。

Q05. 喝酒是有效的助眠方式？

A. 剛開始可能有效，但長期無效又傷身。後半夜會睡得不好，喝酒會有利尿、依賴，以及增加睡眠呼吸中止的風險，長期依賴甚至容易出現夢遊、說夢話、失憶等情形。可以考慮在晚上 7-9 點小酌兩杯，或避免在睡前兩、三個小時飲酒。

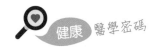
Q06. 晚上沒睡好，白天可以多喝咖啡提神？

A. 咖啡因可以幫助我們清醒，但不能靠喝咖啡代替睡眠。醫學上推薦每個人每天咖啡因的攝入量，大概是 400 毫克。只要我們一天不喝超過 400 毫克的咖啡因，基本上都是安全的。喝太多咖啡或是太晚喝，反而會使人該睡時更睡不著。因為咖啡因的半衰期在一般成年人來說是 3-7 小時，所以建議下午 3 點以後，避免攝取咖啡因的食物。

Q07. 平日睡不夠，可以利用週末補眠？

A. 平日睡比較少的人在假日睡久一些，確實可以讓身體機能恢復更好，但週末補眠不宜太多，最好別超過 2 小時。因為如此會使生理時鐘往後延，反而影響週間的睡眠與白天的活動。如果還是覺得睡不夠，可以在午餐後稍事休息，但是時間也要以 90 分鐘為限。

Q08. 保持房間全部無光能幫助睡得更好？

A. 早上可以讓陽光照射入屋內，因為可以調整體內的褪黑激素，協助生理時鐘週期正常運作，晚上的睡眠將會更加平穩和良好。能善用光線的人就能擁有理想睡眠，光線不但能幫助我們保持清醒，提高白天的活動力，還能確保擁有夜晚高品質的睡眠。

Q09. 吃安眠藥必然會戒不掉？

A. 在醫師的指示下，正確使用安眠藥，不僅不會上癮，將來絕對可以停藥。其實很多人的失眠只是暫時的狀態，如果背後的病因改善，失眠也會跟著消失。若醫師建議停藥，一開始停藥後睡不好很正常，要給身體時間去適應。

Q10. 睡不好是因為寢具不夠好？

A. 以臺灣的生活水準，一般使用的寢具都能提供基本的舒適度，寢具的影響有限，若沒有特殊的疾患，躺在這些寢具上，都不至於有太不舒服的感受會導致清醒系統的激發。真正的原因常在於對寢具、環境甚至是睡眠有過高的期待，反而更容易有壓力，而往往這才是影響睡眠的主因。

參考資料

- IHEALTH（2017），改善失眠的4大方案，了解你的失眠原因！。網址：https://www.ihealth.com.tw/article//4招破解失眠。
- 民福康養生（2017），全身酸痛是怎麼回事 導致全身酸痛的原因有哪些。網址：http://read01.com/M2RmdL7.html。
- 吳家碩（2017），【認知治療】【職人說書系列】破解睡眠迷思。網址：https://tamhd.org/myth-of-sleep/。
- 李家雯（2007），現代人的文明病～認識「失眠」。網址：http://stud.adm.ncku.edu.tw/saf/學生事務簡訊/95semester/2007_02/data/life.pdf。
- 林頌凱（2018），低頭族注意！這樣滑手機才不傷頸椎！（懶人包）。網址：https://www.careonline.com.tw/2018/08/smartphone-cervical-spine.html。
- 郭厚俊、黃洽鑽（2007），為什麼我會變胖？——肥胖的成因。網址：https://www.kmuh.org.tw/www/kmcj/data/9602/5.htm。
- 陳瑩山（2018），3C是如何造成眼睛未老先衰的？。網址：http://www.dreye.net.tw/about/newsview/723。
- 衛生福利部國民健康署（2018），105年代謝症候群學習手冊。網址：https://www.hpa.gov.tw/Pages/Detail.aspx?nodeid=465&pid=163。
- 衛生福利部國民健康署（2018），減重迷思大破解。網址：https://www.hpa.gov.tw/Pages/Detail.aspx?nodeid=166&pid=9731。
- 衛生福利部國民健康署（2019），代謝症候群。網址：https://

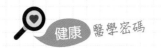
www.hpa.gov.tw/Pages/List.aspx?nodeid=221。

• 鄭雲龍（2017），93％的人都在做的 三種殺手級不良姿勢！你不知道的是：坐的時候舒服，老了等著經歷「椎」心之痛！。網址：https://www.cmoney.tw/notes/note-detail.aspx?nid=91153。

•〔影〕中天快點TV（2016），不可不慎！久坐少動文明病纏身 三大殺手級不良姿勢恐傷身。網址：http://gotv.ctitv.com.tw/2016/01/150568.htm。

•〔影〕愛Eye元氣護眼操。網址：https://youtu.be/umU1kLjvdkA。

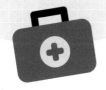

Chapter **7**

遠離慢性病

· ·

　　國外近百年的死亡原因排名，從傳染病如感冒引起的肺炎、肺結核和腸胃道感染，逐漸變為慢性疾病為主。雖然我國統計資料最早只能追溯到 1952 年，仍然發現同樣的趨勢。現今，國人十大死因幾乎都與慢性病有關，特別是惡性腫瘤，也就是癌症，在 1952 年只排名第八，然而在 1982 年時已躍升至第一，並且一直持續至今。因此，認識慢性病的危險因子與早期徵兆並學習預防，已經是我們現代社會的重要課題。

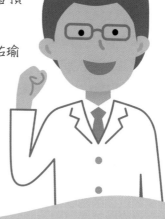

甘祐瑜

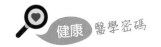

壹 何謂慢性病

顧名思義，慢性病持續的時間比急性疾病長久，甚至一輩子無法根治。疾病的進行往往與先天體質和後天環境都有關聯，並且經過長時間的發展、累積，所以年輕時症狀徵候往往不明顯或完全沒有，到了 40、50 歲病情才逐漸惡化，並且引起各種併發症、後遺症或甚至死亡。

慢性病也屬於文明病的一種，主要原因是在飲食、生活和年齡這三方面與過去社會相比出現很大的變化。

飲食習慣	肉類、乳製品、植物油、果汁及酒類消耗增加 麵包、馬鈴薯、米和玉米粉等五穀的消耗減少 高脂肪、高糖和高鈉飲食
生活型態	運動減少 肥胖增加 生活壓力大 吸菸人口增加
平均壽命延長	以臺灣為例，從 1952 以來平均壽命增加超過 20 歲，使得慢性病更容易被看見 許多慢性病與老化有關，年齡增長也會增加慢性病發生的機率

慢性病除了造成自己不舒服、生活品質下降和生命受威脅之外，也會影響到身邊的親人朋友，並且消耗巨大的醫療資源。從美國的統計資料來看，現今每 2 位美國人就有 1 人患有慢性病，而他們消耗的醫療資源占全體的 80%。大學生的年紀可能不是慢性病的好發階段，但若發生在自己的父母身上，在你畢業後賺錢的黃金時期還要多花時間和金錢照顧他們，對你而言也是一個不小的負擔。因此，從現在開始了解慢性病的危險因子與早期徵兆，不只幫助自己預防疾病，更能關心周圍的親人朋友，不論對自己或整個社會都有很大的幫助。

因為篇幅有限，接下來會介紹國人十大死因前五名當中的慢性病：癌症、冠心病、腦中風和糖尿病。

貳 癌症

　　癌症，又稱為惡性腫瘤，還未發展成癌症的良性腫瘤在局部細胞增生，但受血流供應影響並不會不斷增大，僅壓迫周圍的正常組織，並不侵入鄰近的正常組織內，一般無全身症狀。雖說良性腫瘤不會致命，但是它們可能會基因突變成為惡性腫瘤，這就是有時需要用手術移除腫瘤的原因。

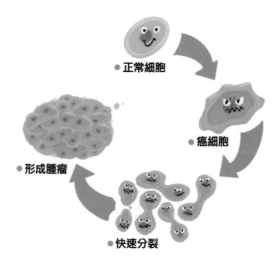

圖 7-1　癌症形成的過程

一 | 特徵

　　癌症的特徵主要有三種─增殖、浸潤和轉移。

增殖	正常細胞受分裂規則約束，該分裂時才分裂，癌細胞則不受此規則限制，無止盡地生長與分裂。
浸潤	癌細胞發展出侵犯周邊正常組織的能力。
轉移	腫瘤組織藉由淋巴管及血管進行轉移，運送到身體各個角落。

　　這三種能力多半是因為細胞暴露於環境中的致癌物，進而導致基因突變而來。在浸潤和轉移發生之前，還稱為良性腫瘤，除非長在要害部位，良性腫瘤受血液供應的限制，無法無限增大，一般不會致命，大多數可被完全切除，很少有

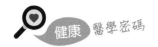

復發。癌細胞發展出浸潤和轉移的能力後，會藉由血管新生掠奪更多的養分，讓腫瘤不斷增大、擴張，也是對人體造成傷害甚至影響生命的最重要原因。

♥ 二 ｜ 成因

癌症的成因主要有兩種：環境致癌物和基因遺傳。

環境的致癌物	和 80% 的癌症發生有關。致癌因子會到導致細胞中的基因突變、DNA 損害、活化了體內的致癌基因或抑制了體內的免疫系統抗癌的機制。
家族性癌症	又稱為癌症易染體質，指的是家族成員中有多人罹患一種或多種癌症。家族性癌症可見於多種常見的癌症，這類癌症占全部癌症的 5-10%。

現今越來越多研究顯示，癌症與不良生活習慣、心理情緒不佳和長期慢性病也有關聯，它們都會使細胞損傷造成身體慢性發炎，罹患癌症的風險因此上升。

家族性癌症中最有名的例子是好萊塢巨星安潔莉納裘莉，她媽媽和阿姨都因為罹患乳癌過世，所以她在美國基因公司做了基因篩檢。結果驗出她帶有乳癌基因 BRCA1 變異，有 87% 罹患乳癌和 50% 罹患卵巢癌的機率。最後，她選擇切除乳腺和卵巢，來避免癌症的發生。

♥ 三 ｜ 早期症狀

包括大小便習慣的改變、皮膚表皮傷口或胃部潰瘍遲遲不癒合、身體特定部位之疼痛久未改善、不正常的出血或有分泌物流出、身體一些外顯組織器官的腫脹、增厚或實質硬塊的出現、吞嚥困難或腸胃消化異常、身上皮表各種痣或疣的異常變化、不停歇的長久咳嗽或聲音沙啞、不明原因的體重減輕和不明原因的長期發燒或全身倦怠，久未改善。

這些是一般來說癌症早期可能會出現的症狀，但是我們還是要知道癌症會因為他們原發部位不同而有不同類型。不同癌症類型之間的差異有時候非常大，成因也有很大的不同。接下來會談到不同癌症類型的高危險群和警訊，若你兩項都有符合，應該儘速就醫檢查，早期發現早期治療，癌症就不是絕症。

四│危險因子與警訊

	高危險群	警訊
肺癌	每天吸菸半包以上 20 歲以前開始吸菸 經常接觸煙氣及工廠煙塵 工作上與石棉有關	持續性咳嗽 持續性肺感染 持續性胸部疼痛 咳血或痰中帶血絲 聲音沙啞
乳癌	有家族病史 攝取高脂肪食物 52 歲以後才停經 高齡初產婦 終身未懷孕者	乳房或乳頭疼 乳頭分泌物或凹陷 乳房摸到硬塊 乳房皮膚水腫或潰瘍
子宮頸癌	多位性伴侶 過早性接觸（18 歲以前）	性行為出血 異常陰道出血或分泌物 停經後陰道出血 骨盆腔疼痛
口腔癌	大量吸菸 嚼檳榔 口腔衛生不佳	不痛或不易癒合的潰瘍 異常腫黏膜白斑症
喉癌	吸菸	聲音改變 喉嚨異物感
食道癌	喝烈酒或吸菸 攝取過多醃漬菜（含亞硝酸鹽）	吞食時有異物感 食物難以下嚥或疼痛
鼻咽癌	攝取過多煙燻食物、鹹魚	單側耳鳴或聽力改變 鼻出血 頭痛 複視、頸淋巴結腫大
胃癌	攝取過多煙燻、醃漬物 大於 50 歲	胃不適 血便

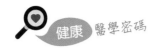
肝癌	患有 B 型肝炎 經常攝取含黃麴毒素食物 肝硬化	右上腹脹痛 輕度黃疸 體重減輕
大腸直腸癌	有大腸息肉的病史 有潰瘍性大腸炎的病史 有家族史 攝取高脂肪食物	大便習慣改變 血便
前列腺癌	高齡、有家族病史 攝取大量乳肉製品	血尿 排尿困難 背痛 骨盆疼痛
膀胱癌	染料工人 居住烏腳病地區	血尿 排尿不適

五｜預防

不同類型的癌症，會有不同的危險因子，因此避免這些因子而成為癌症高風險群，就是我們努力的目標，防癌注意事項包括：

1. 清淡飲食，盡量以汆燙、水煮，減少油炸物、燒烤、加工肉的攝取。

2. 食物要新鮮，避免久存，以防止黃麴毒素侵害。

3. 多食有色蔬菜、穀類及纖維，暢通糞便。

4. 戒絕吸菸、避免二手菸，孕婦尤其應注意。

5. 不嚼檳榔，注意口腔清潔衛生。

6. 避免服用不必要藥物，也不隨便服用荷爾蒙。

7. 防止強烈陽光過度曝曬，痣及疣應避免刺激。

8. 避免接觸化學溶劑、染料、石棉塵、殺蟲劑及汙濁的空氣與水。

9. 多運動，天天量體重，維持健康體位 BMI＝18.5~24。

10. 避免暴露於放射線，少照不必要的 X 光。

11. 婦女應定期陰道抹片和乳房自檢。

12. 有家族性癌病者，要定期進行健康檢查。

參 心臟疾病

正常心臟是一個強壯的心肌組織，負責輸送血液至全身。一般健康的人每天心跳約 10 萬次，要打出 8,000 公升以上的血液，流經全身各處，而且每天 24 小時不眠不休。為了維持這樣長年不休的劇烈運動，心臟本身也需要充足的養分與氧氣，而環繞在心臟表面的冠狀動脈就是供應心臟氧氣和養分的重要血管。因此，冠狀動脈病變是造成心因性猝死的重要原因之一。

心臟疾病位居國人十大死因的第二名，根據衛福部統計數據指出，每年有超過 15,000 人死於心臟疾病，平均每 10 位死亡人口中，就有 1 位是因心臟病而離世。心血管疾病更是全球生命的頭號殺手，每年約 1,700 百萬人因此離世，等於每 2 秒就有 1 個人死於心血管疾病。由此可知，學會如何保持血管年齡年輕是非常重要的。

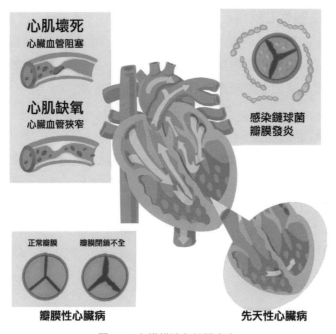

圖 7-2　心臟構造與相關疾病

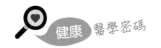
一 | 類型

（一）先天性心臟病

主要是心臟在胚胎發育時不正常所致，20 歲以下盛行率約在千分之三，而且大部分可以外科矯治。另外，正常人約有 10%會發生二尖瓣脫垂，使得瓣膜無法完全關閉，導致左心室收縮時，有部分血液逆流的情況。大多數二尖瓣脫垂者完全沒有症狀，可以擁有健康的生活而不會察覺任何循環功能障礙，可能之後因為開始從事劇烈運動後才發覺異常，年齡大約分布在 14 至 30 歲之間。

（二）風濕性心臟病

因為感染而致病，受到溶血性鏈球菌感染咽喉炎引發風濕熱，主要侵犯心臟瓣膜，以兒童和青少年居多。因臺灣環境衛生佳，屬於這類心臟病的個案不多。

（三）高血壓性心臟病

高血壓病人的血壓若長期升高，會令左心室負荷加重而變得肥厚、擴大，最後心臟衰竭。高血壓性心臟病早期症狀並不明顯，常見的症狀有頭暈、眼花、耳鳴、心悸，嚴重時會出現呼吸困難、咳嗽、水腫等症狀。

（四）冠狀動脈心臟病

又稱為冠心病，是最常見的心臟疾病之一。冠心病與飲食有極大的關聯，尤其平時飲食油膩者，膽固醇與脂肪長期堆積於血管壁上，就可能造成「粥狀硬化斑塊」。冠狀動脈主要供給心肌血液，當冠狀動脈發生粥狀硬化導致動脈失去原有的彈性，管壁變厚、變硬，內腔逐漸變窄或堵塞，造成血液不易流通使心肌出現缺氧狀況而因此壞死。心絞痛、心肌梗塞是常見的冠狀動脈心臟病，更是造成猝死的主要原因。

二 │ 典型症狀

通常在運動或用力提重物的時候、酒足飯飽之後、在很冷或很濕熱的天氣下外出以及壓力太大或情緒起伏劇烈，受到驚嚇的時候比較容易發生心絞痛。如果平常沒有運動的習慣，突然間快速跑步、運動量過大或用力提重物的時候就容易發生心絞痛；酒足飯飽的大餐之後，血液大量分布到腸胃道消化食物，因冠狀動脈發生阻塞或硬化，以致無法輸送足夠的血液到心臟肌肉，就容易發生絞痛，尤其在冬天，暖飽之後外出，更容易產生悲劇。因此，假如有以下某一個或某些個症狀發生，一定要到醫院去接受心臟科醫師的檢查和治療。

1. 左邊的胸前部位感覺疼痛或緊縮，喘不過氣，這些症狀持續數分鐘。
2. 有時會合併有喉嚨緊緊的、口角麻麻的症狀。
3. 胸痛會擴散到肩部、頸部、上臂（尤其是左手麻麻的症狀）、下頜或上腹部。
4. 胸部極不舒服，有頭重腳輕的感覺。
5. 暈倒、盜冷汗、噁心、嘔吐或呼吸困難。

上述情形往往發生在運動、生氣、情緒激動或心情緊張情況。症狀一般持續約 2-5 分鐘左右，最長不超過 20 分鐘。經休息後症狀可能迅速消失，但是也有可能第一次發作就很嚴重甚至於死亡。

三 │ 危險因子

危險因子中較不可改變的因素包括：年齡增長、基因遺傳和種族。(1)年紀越大，血管壁就會越厚，越容易堆積斑塊，這是老化的自然現象。我們能做的就是不要加速這個過程，讓血管保持年輕。值得一提的是，女性過了更年期後，要特別注意血管的保養。因為更年期前，血管有雌激素的保護，更年期後就要好好檢視自己的生活型態和飲食習慣，是否會對血管造成傷害。(2)家族病史也是很重要的因素，如果家中有親人男性在 55 歲前或女性在 65 歲前因心肌梗塞死亡或猝死者，其家人發生冠心病的機率也較高。(3)以人種來說，普遍亞洲人比高加索人更容易患有高血壓，而高血壓也是造成心血管疾病的重要因素。

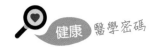

危險因子中可以改變的因素包括：

1. 高血壓：高血壓一般而言並沒有明顯症狀，經常讓人渾然不覺，待一段時日後，可能會有下列自覺症狀，即頭重、頭痛、耳鳴、眼花、失眠、呼吸急促、頭頸部痠痛與兩肩痠硬等。據 2003-2005 國民營養健康狀況變遷調查，在臺灣年齡超過 20 歲以上者約 24.7% 罹患高血壓，隨著年齡的增加，高血壓的患者也愈來愈多。在這些病人中，大約只有七成定期服藥，而且只有五成是血壓控制在收縮壓＜140 mmHg 及舒張壓＜90 mmHg，這也就是為什麼高血壓被稱為「隱形殺手」的主要原因。

2. 糖尿病：糖尿病罹患冠心病的機率至少是一般人的 2 倍以上，男性約增加 2-3 倍心血管併發症的風險，女性則增加 3-5 倍；而且因為糖尿病患較不容易發現冠心病所引發的疼痛感覺，因此比較不容易發覺自己是否罹病，所以積極預防和診斷對於糖尿病患者來說更是重要。

3. 高脂血症：膽固醇過高，患心臟疾病的機會比普通人多 3 倍，因為體內過多的膽固醇會積聚在血管內，使血管日漸狹窄，妨礙血液流通。

4. 肥胖症：因為肥胖導致血壓高、血脂肪過高、糖尿病，而這些疾病又會誘發心臟病。

5. 抽菸：吸菸人士比普通人的機會多 2.5 倍，原因是香菸中的尼古丁或菸草化學物質會損害心臟血管，若血管壁出現裂痕，便有利於膽固醇堆積。此外，這些化學物質還會促使微血管收縮，使血流量減少，更容易產生心絞痛等症狀。

6. A 型的行為型態（高壓力與緊張）：情緒受壓會導致身體出現生理變化，腎上腺素分泌大量荷爾蒙，加速呼吸和心跳，並使血壓和血糖濃度上升，及釋放更多的脂肪到血管去應付能量的需求；而這些荷爾蒙也會增加血小板的濃度，讓血液容易凝結增加發生血栓的風險，從而引發心臟病。

7. 缺乏運動：缺乏運動是心臟病的原因之一，運動不單只幫助對抗心臟病、降低血中低密度膽固醇，對於經常坐著不動的人來說，在日常的生活裡加入輕微的運動，還能夠降低血壓、乳癌、腸癌、情緒低落、精神緊張、壓力等情況的發生機率。

💓 四 │ 預防

戒菸、減肥、少喝酒和咖啡、保持規律運動和減少壓力等，都是遠離心臟病的好方法。飲食原則在於多樣化，每餐盡量包括全穀類、魚肉蛋豆類、低脂或脫脂奶類、蔬菜類和水果類。盡量多食用低熱量食品，如蔬菜與糖分少之水果，並且少油、少糖、少鹽、盡量不喝酒；盡量食用蒸、煮、燉、燜等方式烹調的食物。偶而食用炸煎或其他熱量高食物時，多做運動以消耗過多熱量。

運動時需注意運動前要做暖身運動 5-10 分鐘，運動後做緩和運動，慢慢地停止運動。運動後應等待流汗停止後再沐浴，且最好採溫水。避免太飽或太餓時做運動，最好在飯前或飯後 1-2 小時做運動。同時避免等長性收縮運動，例如緊握拳頭、比腕力、靜舉重等，此類運動易使血壓上升。如果運動中可以輕鬆地與他人交談，或運動之後感覺很好，表示可以勝任此運動；但若運動之後呼吸困難、頭暈、臉色蒼白、冒冷汗或非常虛弱，則表示運動過量應立即停止運動。

肆 │ 腦中風

大腦占體重 2%，耗氧卻占全身的 15%，因此只要腦部血流稍微受阻，人就會失去意識。若腦部血流受阻超過 1-2 分鐘，則腦神經細胞會因缺血缺氧而產生永久的傷害。腦中風雖然不一定危害生命，但所產生的後遺症未來無法完全恢復，或必須接受長時間的復健才能稍稍復原。腦中風及其引起的慢性殘障不僅需要急性期的醫療照顧，中、長期的醫療支出與家庭社會的成本更是龐大。

雖然，某些活動容易導致腦中風，例如按摩、做瑜伽、泡溫泉或做激烈運動等等，但追根究底，保持血管年輕健康才是做好預防腦中風又能從事自己喜歡活動的最好方法。

💓 一 │ 類型

腦中風的原因可以分為兩種，一種和冠心病類似，因血管堵塞造成的腦梗塞，使得腦組織缺氧壞死；另一種則是因為腦血管破裂所造成的，稱之為腦出血。為什麼血管破裂在腦部就會造成很大的傷害，而在心臟不會呢？那是因為腦

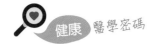

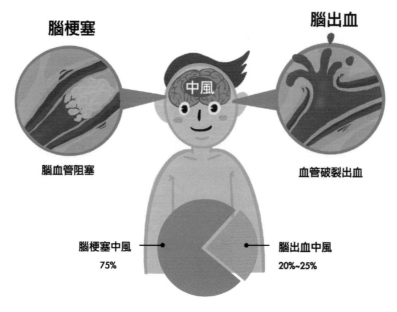

圖 7-3　腦中風原因與類型

組織外有堅硬的頭骨保護，血管破裂無法向外凸起，反而會往下壓迫腦組織，進而導致神經損傷。國人較多數的腦中風是腦血管阻塞造成的，約四分之三是腦梗塞，四分之一是腦出血。

二｜常見症狀

　　腦中風是腦部血管病變引起的疾病，所以腦中風的症狀與腦部的神經功能缺損有關。暫時性腦缺血（小中風）大多發生非常快，症狀持續時間約 5-10 分鐘，一般約在 24 小時內恢復，通常不會留下後遺症，但在 3 個月內發生腦中風的危險性很高，最好能儘速前往醫院接受檢查與治療。也有些人是睡夢中發生腦中風，睡醒後才發現下列的神經學症狀：

1. 眼歪嘴斜。
2. 同側上下肢或兩側肢體無力。

3. 感覺異常。

4. 意識模糊甚至昏迷。

5. 言語不清、無法說話或溝通困難。

6. 吞嚥困難、流口水。

7. 步態不穩、運動失調。

8. 視覺障礙（複視、視力模糊、視野缺損）。

9. 抽蓄、暈眩、嘔吐或頭痛。

因為腦中風症狀非常多樣，任何急性的神經學症狀都必須懷疑是腦中風造成的，儘速就醫。目前急性缺血性腦中風最重要的治療是靜脈血栓溶解治療，血栓溶解劑可以快速溶解引起腦血管阻塞的血栓，進而減少腦部傷害程度，使得病患的症狀改善甚至消失。

三｜危險因子

導致腦中風的危險因子包含有家族史者、三高族群（高血糖、高血壓及高膽固醇）、血管硬化患者（如高齡者）和不良的生活型態或飲食習慣。其中，不可改變的危險因子像年齡（腦中風在 60 歲後的發生率比 50 歲前增加約九倍），性別（男性比女性發病率及死亡率為高）以及腦中風的家族史，或者過去有心血管疾病的病史等。可以改變的危險因子包括：

高血壓	過高的血壓使血管內皮受損，導致膽固醇堆積，進而加速血管硬化，同時也易擠破血管造成腦出血的危險
糖尿病	易使血管壁增厚及硬化，而引發腦梗塞
心臟病	罹患心臟瓣膜疾病的病人，容易在心臟內形成血栓，如阻塞腦血管，則造成腦中風
高血脂	血管中血脂過高會加速動脈硬化，而這類病人常有肥胖、高血壓、冠心症等現象，易增加中風的機會
鐮刀型貧血	與年輕型腦中風有關
肥胖	加速動脈硬化，加重心臟負荷，增加中風危險性

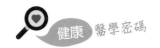
抽菸	易使微血管收縮引起血壓上升,加快動脈粥狀硬化,增加腦中風危險性
喝酒	過量飲酒易引起肥胖、血脂過高
缺乏運動	易導致肥胖,增加心血管疾病風險

另外,嗜吃鹽、咖啡、高膽固醇飲食、口服避孕藥、服用某些藥物(安非他命)等皆有可能誘發腦中風的發生。

四 | 預防

預防腦中風最重要的便是改善上述的危險因子。針對已經發生過腦梗塞的病患,依照醫師指示服用預防血栓產生及血管阻塞的藥物,能夠有效地預防腦中風再發生。然而,這些藥物本身會增加出血的機率,包括腸胃道出血、腦部出血或者傷口不易癒合等,都是長期使用這類藥物時需要知道的可能副作用。

(一)定期健康檢查

年滿 40 歲的成人,每 3 年一次,而 65 歲以上的人,每年一次定期健康檢查。高危險群如血壓高於 140/90 mmHg 者,請每星期至少量一次血壓。最好自備血壓計,定期測量血壓、血糖,注意控制膽固醇的攝取。

(二)慢性疾病的控制

高血壓、糖尿病、心臟病患者必須遵照醫生指示,按時服藥、複診、不可自行任意停藥或增減用藥的劑量。適度運動可降低血壓、體重及血脂肪,增加血液中「好」的膽固醇(高密度膽固醇)、降低「壞」的膽固醇(低密度膽固醇)的含量,以及改善身體新陳代謝率。

中老年人則適合做輕鬆而緩和的運動,如步行、體操、土風舞、太極拳、外丹功、高爾夫球、爬樓梯、爬山、游泳、 騎腳踏車及慢跑。運動原則以每星期至少三次以上,每次運動時間以 20 至 30 分鐘為宜,運動時感到心跳增加、呼吸有點喘、流汗即可,勿過度勞累。依衛福部建議,中老年人運動後的合宜的每分鐘心跳次數為:(220-年齡-休息時心跳)×(50 至 60%)+休息時心跳;或較

簡單的算法：（220-年齡）×70%。

（三）日常生活保健

因為低溫會使血管收縮、血壓上升，故氣溫變冷時要注意保暖，尤其是老年人，應減少冷天一大早出門。天冷時也要避免洗三溫暖或泡熱水浴太久，最好採用淋浴方式，水溫大約 40℃。夏天或拉肚子時應避免脫水，以免造成血液濃縮或血壓偏低。日常生活要避免突然用力、緊張、興奮、激烈運動，由躺或坐著站起時的速度應緩慢。另外，要注意咖啡因的攝取，一天 4-5 杯以上的咖啡會使血管硬化的可能性增加。順帶一提，因口服避孕藥會使血液容易凝固，因此有高血壓、糖尿病、高血脂症、偏頭痛、抽菸及其他腦中風危險因子的女性應儘可能避免使用。

伍 糖尿病

胰臟的 β 細胞會分泌胰島素，能幫助血液中分解後的葡萄糖進入細胞被利用或儲存，提供身體能量。胰島素分泌不足或功能異常時，血液中葡萄糖無法進入細胞，就會導致血液中葡萄糖濃度升高形成高血糖，甚至部分葡萄醣會由尿液排出，也就是所謂的「糖尿病」，並導致其他併發症。以臺灣來說，18 歲以上國人糖尿病盛行率為 11.8%，全國約有 227 萬名糖尿病患。糖尿病高居 2016 年國人十大死因第五名，每 10 萬人有 42.4 人因此死亡，相當於每小時就有 1 人死於糖尿病。

一 類型

第一型糖尿病

成因在於胰臟分泌胰島素的 β 細胞遭破壞，造成胰島素缺乏。通常是遺傳或自體免疫疾病所導致，好發於幼童和青少年，大約占總體糖尿病患者 2%。因為身體無法合成足夠的胰島素，所以終身需要靠注射胰島素以維持正常生理功能。

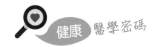

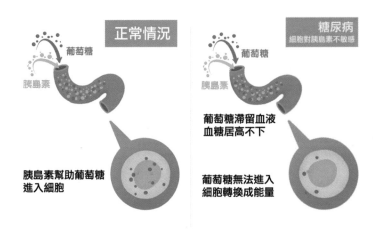

圖 7-4　糖尿病與胰島素

第二型糖尿病

占總體糖尿病患者 90%以上，是最常見的糖尿病類型。這類型的糖尿病患者，他們的胰臟還是有能力分泌胰島素，但是身體細胞已經產生胰島素阻抗，使得胰島素無法引導葡萄糖進入細胞，造成血糖過高，因此需要更多胰島素來維持血糖的平衡。血液中胰島素濃度過高會干擾睡眠，並使許多組織和器官受損，例如眼、腎臟、神經、心臟與動脈、大腦等。其中 β 細胞也會因高濃度胰島素而受損，進而導致胰島素分泌不足，無法有效控制血糖的濃度，使病患無法和健康的人一樣快速代謝血糖。

其他類型糖尿病

因為胰臟疾病、內分泌疾病、或藥物等影響胰島素的分泌，而導致糖尿病，只有極少數的糖尿病患者屬於此型。例如：妊娠糖尿病，約有 5%的婦女在懷孕時，會出現暫時性的糖尿病症狀，其原因是體內荷爾蒙的變化，使細胞對胰島素產生阻抗，但病症通常會在產後消失。要注意的是，如果母親在懷孕時罹患妊娠糖尿病卻沒有妥善治療，間接會使胎兒呈現高血糖狀態，提高胎兒先天畸形、死胎、巨嬰症的機率。

二 | 常見症狀

　　初期大多無症狀，病情加重後有喝多、尿多、吃多、體重減輕等症狀。以上警訊通稱糖尿病的「三多一少」。除此之外，糖尿病還有可能出現以下幾種症狀，例如容易感到疲勞、四肢無力、麻痺，皮膚及性器官搔癢、視力衰退、抵抗力降低、皮膚產生病變或傷口癒合能力差等。然而，糖尿病初期通常沒有症狀，有近三分之一的人不知道自己已經罹病，因此須定期做健康檢查，才能及早發覺糖尿病。若沒有做好血糖控制，可能發展出下列的糖尿病併發症：

1. 大血管病變：高血糖造成包含心臟、冠狀動脈、腦、末梢部位之血管管壁變厚、彈性變差，使得這部分的血管更容易形成粥狀動脈硬化。因此，大血管病變不僅是所有糖尿病併發症最常見的，也是糖尿病患者的主要死因。

2. 小血管病變：高血糖刺激微血管的內皮細胞，使得微血管的基底膜增厚，造成組織缺血缺氧，最常見於視網膜和腎絲球微血管病變。視網膜細胞缺血缺氧時，會分泌血管新生素，使得微血管增生。然而受高血糖影響，增生的微血管仍是有缺陷的，無法解決缺血缺氧問題，反而使患者逐漸失明。腎絲球基底膜因高血糖開始出現病變，使血中一些有用的蛋白質過濾出至尿液中排出，因此出現早期糖尿病腎病變的尿蛋白，若不加以治療及控制血糖，最後將導致腎臟功能衰竭。

3. 神經病變：糖尿病神經病變一開始會影響末梢感覺神經，也就是戴手套和穿襪子的部位，開始出現痛覺異常或感覺喪失等症狀。若末梢出現壞疽，會因感覺喪失而不易察覺，再加上糖尿病使免疫功能下降，傷口不易癒合，所以糖尿病患者若沒有做好下肢照顧，很大的機會需要進行下肢截肢。隨著病程發展，此感覺神經異常現象會逐漸往中軸延伸，並且開始出現運動神經和自主神經病變，造成四肢無力、胃癱、陽痿或排汗功能異常等，造成生活上非常不便。

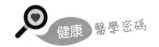

❤ 三 ｜ 危險因子

　　糖尿病常見的危險因子包括年齡在 40 歲以上、高血壓或高血脂、肥胖、缺乏運動、吸菸、壓力過大、飲酒過量、婦女在懷孕時有妊娠糖尿病或產下出生體重大於 4 公斤的嬰兒等等。由於多發生在中老年，常被解讀為後天造成，然而事實上，第二型糖尿病有明顯的家族遺傳傾向，家族血親有糖尿病也是相當重要的危險因子。糖尿病的診斷標準包括以下四項，非懷孕狀況下只要符合其中 1 項即可診斷為糖尿病（前三項需重複驗證 2 次以上）。

檢測項目	診斷標準
糖化血色素	≧6.5%
空腹血漿血糖	≧126 mg/dL
口服葡萄糖耐受試驗	第 2 小時血漿血糖≧200 mg/dL
典型的高血糖症狀	多吃、多喝、多尿與體重減輕，且隨機血漿血糖≧200 mg/dL

❤ 四 ｜ 預防

　　糖尿病目前除了嚴格控制醣類的攝取和給予胰島素外，還沒有有效的治療方法，只能透過血糖管理來延緩併發症的發展。因此，一旦診斷出糖尿病，就要開始制定一套包含「飲食」與「運動」的血糖控制計劃，並利用血糖機做居家血糖管理。在控制血糖上，先從健康的飲食習慣和規律的運動著手。如果飲食控制和規律運動成效有限，醫生才會給予糖尿病藥物治療（口服藥或胰島素注射）。

1. 飲食方面，以「少油、少鹽、少糖、高纖維」為主，避免暴飲暴食，減少攝取膽固醇量高的食物（如動物內臟）、加工食品、含糖食物等。拒絕使用煎、炸等含油量高的烹調方式，以植物性油脂取代動物性油脂，以及少喝含糖飲料，戒菸、戒酒等。

2. 行動方面，定期檢測血糖、血壓、血脂，糖尿病患者糖化血色素濃度應控制在 7% 以下；血壓部分，在休息狀況下，若血壓持續高於 140/90 mmHg，就稱為高血壓；血脂部分，低密度膽固醇應控制在 130 mg/dL 以下。

3. 從事規律運動，參考「333 原則」，即每週運動 3 次以上，每次至少 30 分鐘，並達到每分鐘脈搏 130 下狀態。你可以選擇散步、健走、慢跑、游泳、自行車等類型，且運動時間最好在飯後半小時左右，或在運動前吃些點心，切忌空腹運動，以免血糖不足反而產生低血糖症狀。

4. 留意體脂率，18 至 30 歲的男性，正常值為 14% 至 20%，30 歲以上男性正常值為 17% 至 25%；18 至 30 歲的女性，正常值為 17% 至 25%，30 歲以上女性正常值為 20% 至 30%。至於腰圍，男性的正常值應小於 90 公分，女性則應小於 80 公分。

5. 調適壓力，壓力會使荷爾蒙分泌異常，導致體內的肝糖被分解為血糖，提高罹患糖尿病的風險。因此要適時地用健康的方式紓解壓力，運動就是一個很好的選項，而大吃大喝只會帶來更高的糖尿病風險。

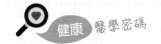
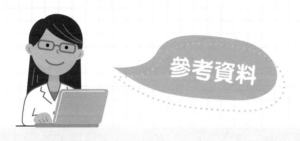

- 康健雜誌——For a better life。網址：https://www.commonhealth. com.tw/。
- Heho 健康｜Health & Hope。網址：https://heho.com.tw/。
- 漫漫——健談 havemary.com——圖解健康生活大小事。網址： https://www.havemary.com/comic.php。
- 衛生福利部國民健康署。網址：https://www.hpa.gov.tw/Home/ Index.aspx。

Chapter 8

防疫攻略：對抗傳染病

生病這件事，相信對許多人都是不好的記憶跟感受，讓人生病的原因其實很複雜、多樣，但簡單地來說，疾病可能是由外在因素而造成（如傳染病），也有可能是因內在的生理狀態不良而導致（如自體免疫疾病）。這個章節我們要介紹由病原微生物造成的傳染疾病，了解傳染病的致病模式、傳染方式和途徑、及防治傳染病的策略和方法，進而學習控制及杜絕傳染病蔓延的個人行動力，促進個人身體健康，遠離傳染病的威脅。

陳嘉興

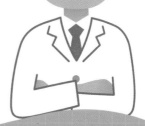

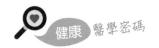

壹 傳染性疾病概述

何謂傳染病？由細菌、病毒、黴菌、寄生蟲等微生物所造成的疾病稱為傳染病，傳染病的特性是可以由一個染上病原體的個人，經由適當的途徑傳遞給另一個健康人，或者是由染上病原體的動物透過特定途徑傳給人（稱為人畜共通傳染病）。當這樣的疾病持續蔓延並影響一個廣大區域的人們時，就稱為大流行（pandemic），中文習慣稱這樣的大流行為瘟疫，歷史上這樣的瘟疫事件往往促成死亡、摧毀國家及政治、瓦解文明，甚至直接造成種族的滅絕。

上個世紀，臺灣在公衛專家及各級防疫人員的努力下，許多傳染病因公共衛生的進步及完善的預防接種計畫實施，已漸漸地不再威脅國人的健康。但隨著交通日趨快速便捷，國與國間人民往來頻繁，及都市化程度高造成的人口密集，地球儼然成為一個世界村，發生大規模流行病的風險也隨之增加。近幾年國內外陸續爆發影響深遠，甚至引起人們恐慌的新興傳染病，如 1996 年英國的狂牛症（Mad cow disease），2002 年亞洲的嚴重急性呼吸道症候群（SARS），2014 年西非的伊波拉病毒（Ebola virus）感染，2015 年南韓爆發的中東呼吸症候群（MERS），還有 2020 年爆發的嚴重特殊傳染性肺炎（COVID-19）──至 2021 年中仍沒有平息的跡象，造成全球人類生活全面性的衝擊，不論在政治、經濟、社會活動、個人生活上都受到深刻的影響，目前還看不到復甦的跡象。一場新興傳染病的大流行改變了全球人類的生活，加上人口結構的改變、老年人口逐漸增加的趨勢，群體免疫能力的下降影響，未來這樣的傳染病大爆發事件可能更頻繁發生，因此期望透過本章的學習，能強化同學正確的防疫觀念，進而用實際行動參與防疫行動，控制及杜絕傳染病的發生，達到健康促進的目的。

貳 傳染病發生的基本要素

根據過往我們對傳染病發生機制的調查研究，「流行病學鐵三角模式」常可用來簡單解釋傳染病發生的因果關係，傳染病的發生包含三個主要的因素：（一）病原微生物、（二）易感染宿主、及（三）環境。簡而言之，在適當的環境下，宿主暴露在有病原的環境下，病原經由合適的傳染途徑傳染給宿主，此後

病原寄生在宿主體內，病原的活動及繁衍對宿主生理產生影響，如果宿主不能承受這樣的衝擊，會進而產生不適的病徵因而發病衰弱。

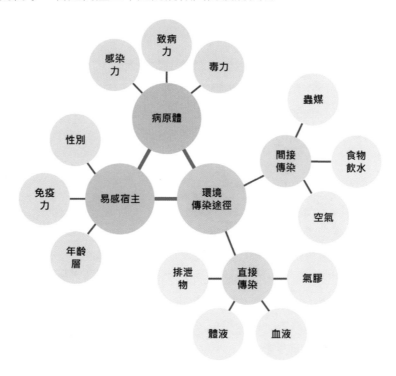

圖 8-1　傳染病發生參與要素

一｜病原微生物

　　一般常見的傳染病病原微生物包括：病毒、細菌、黴菌、寄生蟲、立克次體，黴漿菌，披衣菌等。值得注意的是，感染病原體不一定發病，要看病原體本身的感染力、致病力、和毒力：

（一）感染力

　　指的是病原體成功入侵宿主後，在宿主身上定居與繁殖再引起感染其他宿主的能力，感染力和病原體入侵宿主的成功率及複製力有關，流行病學上常用二次侵襲率（secondary attack rate）來評估病原體的傳染力。此外能感染宿主不見得能使宿主發病，是否發病也需要考慮宿主的免疫能力。

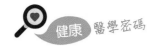

（二）致病力

病原體入侵宿主後引發疾病的能力，也就是感染人口中發病的比例。這和病原體在體內複製的速度及破壞細胞生理機制的程度有關，當然也和宿主個人的免疫力有直接相關。

依致病性的強弱，我們可以將病原體區別為三大類：

1. 高致病力（80-100%）：如麻疹、天花、狂犬病等。

2. 中致病力（40-60%）：德國麻疹、腮腺炎等。

3. 低致病力（1/300-1/1000）：小兒麻痺病毒、日本腦炎病毒、肺結核菌等。

（三）毒力

病原體感染宿主後，造成宿主疾病症狀的嚴重程度，臨床的觀察對疾病的嚴重程度可區分為：嚴重臨床病徵、嚴重後遺症以及死亡。此外，外在的環境壓力也會加速病原體的變異程度，如肺結核病人不按療程服藥造成結核菌的抗藥性、抗生素的濫用造成超級細菌的產生、流感病毒在感染宿主中傳遞及複製的過程因突變累積形成新的病毒株等，都會造成感染力、致病力和毒力的改變，造成傳染病流行的機率也隨時空而改變。

二｜易感染宿主

宿主就是病原體感染的特定個體，大多數病原體都有特定容易感染的物種，而宿主被感染後是否發病很大一部分原因也取決於被感染宿主當下的免疫能力，而宿主對病原體的抵抗力也跟病原體的暴露量、接觸病原體的時間、年齡、性別、種族、社經狀況及日常行為、和是否曾經被感染後痊癒產生抗體或已施打疫苗獲得免疫力等有關。

三｜環境

環境提供病原體經由適當管道感染下一個宿主的過程，而這樣的由感染原經「傳染途徑」傳遞給易感宿主的循環就稱為「傳染鏈」。病原體就是藉由傳染鏈不斷地重複感染不同的宿主，而存活在一個或多個不同物種的宿主中——例如 A

型流感病毒就可以同時生存於人類和禽鳥類。根據傳染循環是否需要媒介的幫助，我們可將傳染途徑區分為直接傳染和間接傳染。

（一）直接傳染

指的是在無外界環境因子及媒介物質參與下，傳染病原透過直接和宿主接觸的機會進行傳播感染，例如直接接觸病人含有病原體的皮膚、黏膜、體液和排泄物等後被感染。伊波拉病毒就是直接接觸或食用被感染的果蝠，或直接接觸病人體液或被體液汙染的物品，或衣物而傳染。

另一種直接接觸的方式是經由性行為或血液的捐輸而感染病原體。例如AIDS、梅毒、淋病等性病，或 B、C 型肝炎等皆是。而血液感染的方式可能是經由共用針頭、刮鬍刀等器械，或經由輸血感染。

氣膠散布也是直接接觸的一種傳染形式，尤其常見於呼吸道傳染疾病，病原體附著於呼吸道黏液或口水，經病人咳嗽或打噴嚏後被噴灑到病人周遭環境中並且和空氣混合成氣膠（如流感病毒或近期的 COVID-19 病毒都是這種傳染形式）。這樣的飛沫越小則滯空時間越長，傳播的範圍也越廣，而飛沫團經一段時間飄散，外部水分蒸發便形成了內部仍飽含水分但外殼緻密乾燥的結構，稱作「飛沫核」，結核菌等細菌可以在這樣的結構內被保護而延長病原體的活性。

（二）間接傳染

間接傳染指的是病原經由媒介再傳染給宿主的方式，一般都是病原體經由附著於空氣、蟲媒、食物或飲水等媒介物進行傳播感染。

1. 空氣傳染：病原體附著於空氣中的灰塵或懸浮物質，經由宿主的呼吸進入呼吸系統，然後入侵人體進行感染。某些較為強韌的病原體離開宿主後，仍然可以長時間存活或保有活性，則可能再經由空氣傳染給下一個宿主。例如結核桿菌、水痘帶狀泡疹病毒皆是。

2. 食物和飲水的傳染：如果病原體存在於病人的糞便或排泄物中，這些排遺汙染了食物或飲水，當健康人食用這些被汙染的食物或飲水，就有機會被感染。這類的疾病有：腸病毒、傷寒、霍亂，痢疾和 A 型肝炎等。

3. 蟲媒傳染：這類的傳播方式，病原體不會直接傳遞給宿主，需要透過蚊

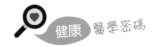

蟲、蝨子，跳蚤等昆蟲的攜帶，叮咬宿主後進行感染，常見如登革熱、日本腦炎、瘧疾等。

參 傳染病防治法及法定傳染疾病

由傳染病史的借鏡得知，為了避免傳染病輸入及擴散造成國家重大危害，世界各國大多制定傳染病防治法規對傳染病進行管控。我國為了為杜絕傳染病之發生、傳染及蔓延，特制定《傳染病防治法》，中央主管機關根據疾病的致死率、發生率及傳播速度等危害風險程度高低，將疾病進行分類並制定計畫進行管控及實施相關應變措施。根據 2019 年的修訂法規，將傳染病分為以下五類：

1. 第一類傳染病：指天花、鼠疫、嚴重急性呼吸道症候群等。
2. 第二類傳染病：指白喉、傷寒、登革熱等。
3. 第三類傳染病：指百日咳、破傷風、日本腦炎等。
4. 第四類傳染病：指前三款以外，經中央主管機關認有監視疫情發生或施行防治必要之已知傳染病或症候群。
5. 第五類傳染病：指前四款以外，經中央主管機關認定其傳染流行可能對國民健康造成影響，有依本法建立防治對策或準備計畫必要之新興傳染病或症候群。

針對各類傳染病之可疑病例的應對及處置措施也均明定之如表 8-1，以確保防疫工作能及時無缺口的順利推動。

肆 臺灣常見及重大傳染病個論

一個地區的傳染病發生與傳播和人們的生活習慣、地理環境及地緣關係也是息息相關，以下我們特別針對臺灣地區好發率高的傳染疾病進行介紹，透過對這些傳染病的了解，讓我們建立正確的防疫觀念再加上付諸行動，就可以杜絕傳染病傳播，促進全民健康。

表 8-1 《傳染病防治法》第 39 條，五類傳染病需採行必要之感染管制措施

類別	傳染病名稱	報告時限	病人處置措施
第一類	天花、鼠疫、嚴重急性呼吸道症候群、嚴重特殊傳染性肺炎、狂犬病		指定隔離治療機構施行隔離治療
第五類	裂谷熱、馬堡病毒出血熱、黃熱病、伊波拉病毒感染、拉薩熱中東呼吸症候群冠狀病毒感染症、新型 A 型流感、茲卡病毒感染症	24 小時	
第二類	炭疽病、白喉、傷寒、登革熱、流行性腦脊髓膜炎、小兒麻痺症等	24 小時	
第三類	百日咳、破傷風、日本腦炎、結核病、先天性德國麻疹症候群、愛滋病、腸病毒重症等	一週內	
	疱疹 B 病毒感染症、鉤端螺旋體病、類鼻疽、肉毒桿菌中毒	24 小時	必要時，得於指定隔離治療機構施行隔離治療
第四類	侵襲性肺炎鏈球菌感染症、Q 熱、地方性斑疹傷寒、萊姆病、兔熱病、恙蟲病、水痘併發症、弓形蟲感染症、流感併發重症、布氏桿菌病	一週內	
	庫賈氏病	一個月	

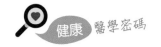

⎯⎼⎯ 一 | 腸病毒

概述

腸病毒屬於小 RNA 病毒科（Picornaviridae），為一群病毒的總稱，腸病毒可分為 A、B、C、D（Enterovirus A、B、C、D）等四類，每一種人類腸病毒又有多種血清型，其中會造成嚴重症狀的腸病毒 71 型被歸類於腸病毒 A 型。

在所有腸病毒中，除了小兒麻痺病毒之外，以腸病毒 71 型（Enterovirus Type 71）最容易引起神經系統的併發症，此病毒在包括澳洲、日本、瑞典、保加利亞、匈牙利、法國、香港、馬來西亞等地都有流行的病例報告，臺灣在十幾年前也曾經流行過一波，可見此型腸病毒的分布是全世界性的。

除了腸病毒 71 型之外，腸病毒 D68 型也可能引起嚴重的症狀，包含神經系統症狀及呼吸衰竭等。腸病毒 D68 型在分類上是被歸類在腸病毒 D 型，例如該病毒生物特性較不耐熱及不耐酸，在細胞培養中較適合生長於 33℃的溫度，和其他腸病毒培養之 37℃不同；此外，臨床上腸病毒 D68 型主要是從呼吸道檢體中分離出來，反而較少自糞便中檢出，預防方法與防治策略則與其他腸病毒大致相同。

腸病毒適合在濕、熱的環境下生存與傳播，臺灣地處亞熱帶，全年都有感染個案發生，所以腸病毒感染症儼然已是臺灣地區地方性的流行疾病之一。依據國內歷年來的監測資料顯示，雖然成年人也會感染腸病毒，但幼童則為感染併發重症及死亡之高危險群體，而重症所導致死率約在 1.3%至 33.3%之間。而引起腸病毒感染併發重症以腸病毒 71 型為主要病毒株，而一般腸病毒感染主要常見的臨床症狀為手足口病或疱疹性咽峽炎，容易從病人外觀病徵觀察得知。

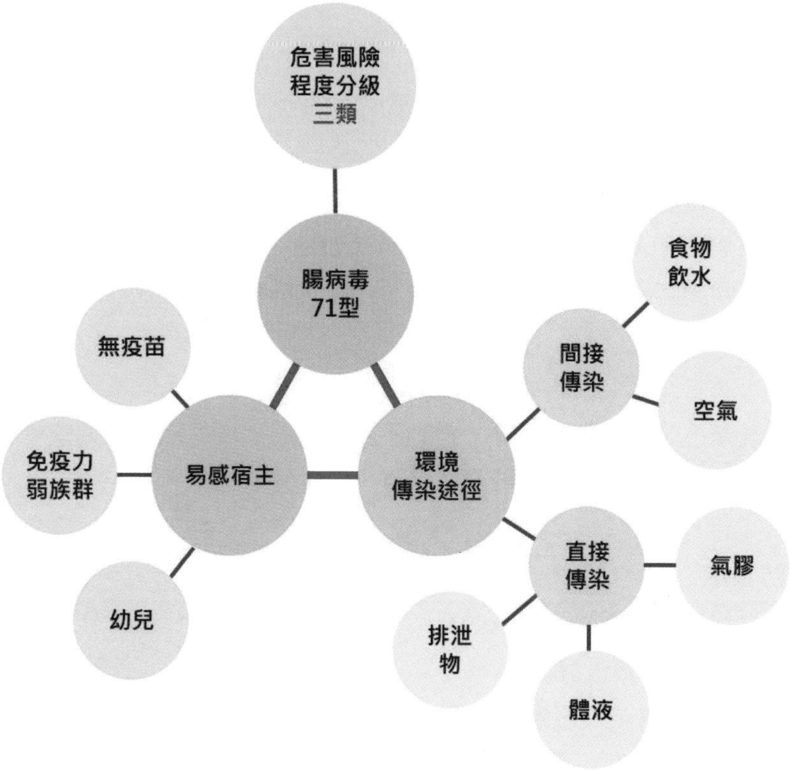

圖 8-2　腸病毒流行參與要素

傳染方式

　　人類是腸病毒唯一的傳染來源，主要經由腸胃道（糞─口、水或食物汙染）或呼吸道（飛沫、咳嗽或打噴嚏）傳染，亦可經由接觸病人皮膚水泡的液體而受到感染，此外，新生兒則可能透過胎盤、孕婦分娩過程或產後人際接觸等途徑感染腸病毒。在發病前數天，喉嚨部位與糞便就可發現病毒，此時即有傳染力，通常以發病後一週內傳染力最強；而患者可持續經由腸道釋出病毒，時間長達8-12 週之久。感染腸病毒後，約 2-10 天（平均約 3-5 天）會開始出現相關的症狀。

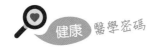
臨床症狀

腸病毒感染可以引發多種臨床病徵，但很多人是沒有症狀的感染，或只出現類似一般感冒的輕微症狀。這類病毒感染常引起手足口病（hand-foot-mouth disease）及疱疹性咽峽炎（herpangina）等症狀，有時候則會引起一些較為特殊的臨床表徵，包括無菌性腦膜炎、病毒性腦炎、心肌炎、肢體麻痺症候群、急性出血性結膜炎（acute hemorrhagic conjunctivitis）等，而感染腸病毒 D68 型則較容易出現不同於其他腸病毒的臨床徵象，如引起嚴重呼吸道症狀、腦炎或急性無力脊髓炎等。

另外，新生兒感染腸病毒的症狀大多與嬰幼兒的表現不同，最常見的症狀包括發燒、食慾不佳、活動力下降、躁動不安、皮膚出現紅疹、腹瀉或嘔吐等，病況進展嚴重時可引發心肌炎、肝炎、腦炎、新生兒敗血症。

預防方法

腸病毒的傳染力極強，但我們日常可透過簡單的衛生保健動作，有效地降低被感染的機會。預防方式有：

1. 勤洗手，養成良好的個人衛生習慣。
2. 均衡飲食、適度運動及充足睡眠，以提升個人免疫力。
3. 生病時，應儘速就醫，請假在家多休息。
4. 注意居家環境的衛生清潔及通風。
5. 流行期間，盡量避免出入人潮擁擠、空氣不流通的公共場所。
6. 盡量不要與疑似病患接觸，尤其是孕婦、新生兒及幼童。
7. 新生兒及嬰兒可多餵食母乳，以提高抵抗力。
8. 在接觸或哺育新生兒前應洗手，必要時務必更衣、戴口罩；除母親或主要照顧者以外的人員盡量避免接觸新生兒。
9. 幼童之照顧者或接觸者應特別注意個人衛生。
10. 兒童玩具（尤其是帶毛玩具）經常清洗、消毒。

二 | 登革熱

概述

是由黃病毒科（Flaviviridae）黃病毒屬（Flavivirus）中的登革病毒亞屬所引起，可以分類為Ⅰ、Ⅱ、Ⅲ、Ⅳ四種血清型別，而每一型都具有獨立的感染致病能力。

目前全世界約有一半人口，約近 39 億人生活在登革熱流行熱區，估計每年大約有 3.9 億人感染登革熱，其中約 50 萬人病程會呈現嚴重登革熱症狀，因而需要住院治療，經妥善照護可以使死亡率由 20%降低到約 1%。

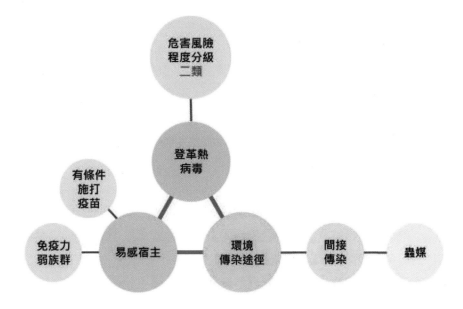

圖 8-3　登革熱流行參與要素

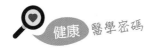

傳染方式

臺灣重要的傳播病媒蚊主要為埃及斑蚊（Aedes aegypti）及白線斑蚊（Aedes albopictus）兩種，當人被帶有登革病毒的病媒蚊叮咬後，病毒進入血液受到感染，若斑蚊於可傳染期之登革熱病人的病媒蚊叮咬處重複叮咬，病媒蚊亦會被病毒感染，此被感染的蚊子再去叮咬其他健康人，會造成疾病在社區中的傳播。

臨床症狀

典型登革熱的潛伏期約為 3-14 天，通常為 4-7 天。每個人的體質不一樣，感染登革熱時，會引起宿主不同程度的反應，從輕微或不明顯的症狀，直到發燒、出疹的典型登革熱病徵，或會出現嗜睡、躁動不安、肝臟腫大等重症警示徵象，甚至症狀沒有緩解的話，可能會導致更嚴重出血，或嚴重器官損傷的登革熱重症。典型登革熱的症狀會有突發性的高燒（≧38℃），頭痛、後眼窩痛、肌肉痛、關節痛及出疹等現象。然而，若是先後感染不同型別之登革病毒，有更高機率導致較嚴重的症狀，如果沒有及時就醫或治療，死亡率高達 20% 以上。目前臨床上沒有特效藥物可治療登革熱，以症狀治療為主。

預防方法

登革熱是一種「社區病」或「環境病」，病媒蚊對於叮咬對象並無選擇性，所以一旦有登革病毒進入社區，且生活周圍有適合病媒蚊孳生繁殖的環境，登革熱流行的可能性就會提高，所以民眾平時應做好病媒蚊孳生源的清除工作。此外，民眾平時也應提高警覺，了解登革熱的症狀，除了發病時可及早就醫、早期診斷且適當治療，亦應避免再被病媒蚊叮咬，減少登革病毒再傳播的可能。

1. 一般民眾的居家預防：
   - 家中的陰暗處或是地下室應定期巡檢。
   - 清除不需要的容器，把暫時不用的花瓶、容器等倒放。
   - 家中的花瓶和盛水的容器必須每週清洗一次，並記得刷洗內壁。

- 家中應該裝設紗窗、紗門；睡覺時最好掛蚊帳。
- 平日全市場或公園等戶外環境，宜著淡色長袖衣物，並在皮膚裸露處塗抹政府主管機關核可含 DEET 或 Picaridin 之防蚊藥劑。

2. 清除孳生源四大訣竅——徹底落實「巡、倒、清、刷」：
   - 巡——經常巡檢，檢查居家室內外可能積水的容器。
   - 倒——倒掉積水，不要的器物予以丟棄。
   - 清——減少容器，使用的器具也都應該徹底清潔。
   - 刷——去除蟲卵，收拾或倒置，勿再積水養蚊。

3. 防蚊措施
   - 出國或至登革熱流行地區時，應做好自我保護措施，穿著淺色長袖衣褲，身體裸露部位塗抹政府主管機關核可含 DEET 或 Picaridin 之防蚊藥劑。
   - 建議懷孕婦女如無必要應暫緩前往國內外登革熱流行地區，若必須前往請做好防蚊措施，避免病媒蚊叮咬。

♥ 三 ｜ 日本腦炎

概述

日本腦炎是由黃病毒科（Flaviviridae）下，黃病毒屬（Flavivirus）中的日本腦炎病毒（Japanese encephalitis virus）所引起。疾病發生在北起西伯利亞、日本延伸至臺灣、菲律賓、馬來西亞，印尼、澳大利亞之間的西太平洋諸島嶼，及由韓國至中國、尼泊爾、中南半島、印度、斯里蘭卡之間的東亞地區均有紀錄。

臺灣流行季節主要在每年 5 至 10 月，病例高峰通常出現在 6 至 7 月。各縣市均曾有確定病例發生，流行地區遍及全臺灣，惟多為散發病例。

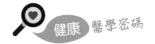
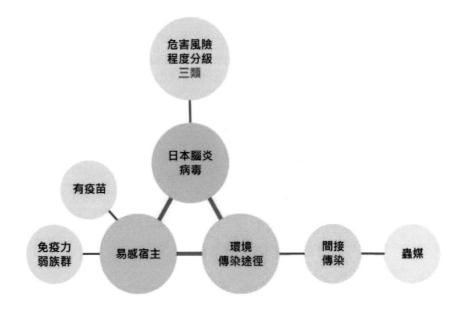

圖 8-4　日本腦炎流行參與要素

傳染方式

　　日本腦炎是由病媒蚊傳播的疾病，臺灣以三斑家蚊、環紋家蚊及白頭家蚊為主要的傳播媒介。豬、鳥類及許多動物因被帶有日本腦炎病毒的病媒蚊叮咬而受到感染，而未帶病毒的病媒蚊則在叮咬正處於病毒血症期（viremia）的動物時受到感染。人是日本腦炎病毒的終端宿主，日本腦炎之傳播須經由具有感染力的病媒蚊叮咬，人與人之間不會直接傳染，且日本腦炎病毒在人體內病毒血症的濃度低、時間短，所以病人的血液中通常測不到病毒的存在。當蚊子叮咬發病中的病人，不會因而受感染而成為具有傳染性的病媒蚊，因此病毒只在動物間增幅。臺灣的病媒蚊感染來源大部分來自豬，蚊子一旦被感染則終生具感染力。豬及鳥類的病毒血症期通常為 2-5 天，但在蝙蝠、爬蟲類及兩棲類，尤其是冬眠期，時間可能延長。

臨床症狀

感染日本腦炎病毒大多無明顯症狀，其中大約有小於 1%的感染者會出現臨床症狀，最常見的臨床表現是急性腦炎。有症狀者通常一開始出現非特異性症狀，如發燒、腹瀉、頭痛或嘔吐等，症狀輕微者的臨床表現為無菌性腦膜炎或不明原因發燒，嚴重者則出現意識狀態改變、全身無力、高燒、局部神經障礙（腦神經功能損傷、輕癱等）、運動障礙、帕金森氏症候群（Parkinsonism，因錐體外系統功能受損，而有面具樣臉、齒輪狀僵直、舞蹈手足徐動症）、神智不清、對人時地不能辨別等，甚至昏迷或死亡。

日本腦炎的致死率大約 20%至 30％，根據臨床經驗在存活病例中，約 30%至 50％有神經性或精神性後遺症，其產生的神經性後遺症包括不正常肌張力、語言障礙、運動肌無力、腦神經及錐體外系統異常的神經功能缺損等。精神性後遺症以脾氣暴躁、性格不正常為主，智力不足則常發生在小孩。

預防方法

1. 依規定時程接種日本腦炎疫苗。

   - 臺灣自 1960 年代推動日本腦炎預防接種，自 2017 年 5 月 22 日起改採用細胞培養製程之活性減毒嵌合型日本腦炎疫苗（live attenuated JE chimeric vaccine）。

   - 活性減毒嵌合型日本腦炎疫苗幼兒常規接種時程：應接種 2 劑，出生滿 15 個月接種第 1 劑，間隔 12 個月接種第 2 劑。而經醫師評估不適合接種活性減毒嵌合型日本腦炎疫苗者，地方政府衛生局（所）有提供不活化日本腦炎疫苗，可請醫療院所協助申請，依其接種時程完成。

   - 針對已接種鼠腦製程之不活化日本腦炎疫苗的幼童，為維護其免疫力及疫苗保護效果，依據「衛生福利部傳染病防治諮詢會（ACIP）」建議，訂定疫苗銜接原則如下：

     → 已接種 1 劑鼠腦製程不活化日本腦炎疫苗：與前一劑鼠腦疫苗間隔至少 14 天接種第 1 劑，間隔 12 個月後接種第 2 劑。

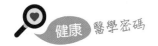
→ 已接種 2 劑鼠腦製程不活化日本腦炎疫苗：與最後一劑鼠腦疫苗
間隔至少 12 個月後接種 1 劑，其後不必再追加。

→ 已接種 3 劑鼠腦製程不活化日本腦炎疫苗：滿 5 歲至入學前接種 1
劑，與最後一劑鼠腦疫苗間隔至少 12 個月。

- 成人若居住地或工作場所接近豬舍、其他動物畜舍或病媒蚊孳生地點
等高風險地區，建議於流行期前（每年 3-4 月）自費接種日本腦炎疫
苗，若至流行地區旅遊，可至旅遊醫學門診諮詢，並依醫師之評估建
議自費接種疫苗。

2. 預防病媒蚊叮咬：
- 於流行期作好自我保護措施，可穿著淺色長袖衣褲，身體裸露處使用
政府主管機關核可含 DEET 或 Picaridin 之防蚊藥劑，以避免蚊蟲叮
咬，降低感染風險。
- 建議安裝紗門及紗窗，及使用蚊帳。
- 避免於黎明和黃昏等病媒蚊活動的高峰期，於豬舍、其他動物畜舍或
病媒蚊孳生地點附近活動。

四 ｜流感

概述

流感為急性病毒性呼吸道疾病，主要致病原為流感病毒，常引起發燒、咳
嗽、頭痛、肌肉痠痛、疲倦、流鼻水、喉嚨痛等，但通常均在一週內會康復。流
感病毒可分為 A、B、C 及 D 四種型別，其中只有 A 型及 B 型可以引起季節性流
行，目前主要流行的季節性流感病毒為 A（H3N2）與 A（H1N1）亞型，以及 B/
Victoria 與 B/Yamagata 種系等 4 類。

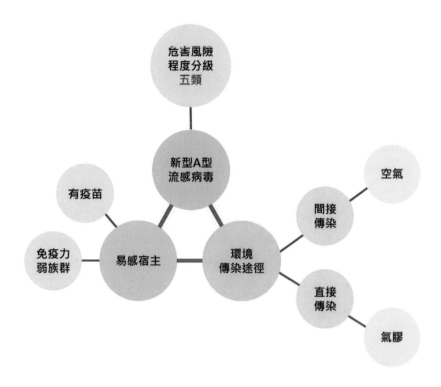

圖 8-5　新型 A 型流感流行參與要素

傳染方式

人是季節性流感的主要傳染窩；但其他 A 型流感病毒亞型以禽鳥類（如鴨）及哺乳類（主要是豬）為主要宿主，病毒間可能因基因重組，進一步產生新型流感病毒而造成大流行。主要經由感染者咳嗽或打噴嚏產生的飛沫傳染；由於流感病毒可短暫存活於物體表面，故亦可能經由接觸傳染。潛伏期通常為 1-4 天，平均為 2 天。出現併發症的時間約在發病後的 1-2 週內。

臨床症狀

感染流感後主要症狀為發燒、頭痛、肌肉痠痛、疲倦、流鼻水、喉嚨痛及咳嗽等，部分患者伴有腹瀉、嘔吐等症狀。多數患者在發病後會自行痊癒，少數患

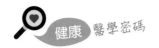

者可能出現嚴重併發症，常見併發症為肺炎、腦炎、心肌炎及其他嚴重之繼發性感染或神經系統疾病等。高危險族群包括 65 歲以上長者、嬰幼兒及孕婦、免疫功能不全者，以及罹患氣喘、糖尿病、心血管、肺臟、肝臟、腎臟等慢性疾病或 BMI≧30 者。

預防方法

1. 衛教宣導
   - 加強個人衛生習慣，勤洗手，避免接觸傳染。
   - 注意呼吸道衛生及咳嗽禮節，保持社交距離，以避免感染及病毒傳播。
   - 如有出現發燒、咳嗽等類流感症狀，應戴上口罩並及早就醫，以防因感染流感引起嚴重併發症；生病時不上班不上課，盡量在家休息，減少出入公共場所；如有外出，請記得戴上口罩，並注意咳嗽禮節，於咳嗽或打噴嚏時，以手帕或衣袖摀住口鼻，避免病毒傳播。
   - 如出現呼吸困難、呼吸急促、發紺（缺氧）、血痰或痰液變濃、胸痛、意識改變、低血壓等危險徵兆時，應提高警覺，儘速／轉診至大醫院就醫。
2. 接種疫苗：預防流感最好的方法就是施打流感疫苗，65 歲以上長者、嬰幼兒等高危險群尤應接受疫苗接種，以防感染流感引起之併發症。在 65 歲以下的成人，保護力約為 73%，對 65 歲以上的長者，約可減少 55% 住院率。目前臺灣地區公費疫苗為四價疫苗，可針對兩型預測 A 型病毒株及兩型 B 型病毒株。

五│嚴重特殊傳染性肺炎（COVID-19）

COVID-19 又稱新冠肺炎，是全球性的大規模新興傳染疾病，對於這樣一個現在進行式的嚴重致命傳染病，截至目前為止（2021 年 6 月）很多有關傳染病的致病機制及預後、流行病學、預防方式、疫苗的研發及施打後的相關資訊，都在持續更新中，因此以下內容只針對現況做概略性描述並提供保守的預防建議。

概述

2019 年 12 月起中國湖北武漢市發現不明原因肺炎群聚，疫情初期個案多與武漢華南海鮮城活動史有關，中國官方於 2020 年 1 月 9 日公布其病原體為新型冠狀病毒。此疫情隨後迅速在中國其他省市與世界各地擴散，並證實可有效人傳人。世界衛生組織（WorldHealth Organization, WHO）於 2020 年 1 月 30 日公布此為一公共衛生緊急事件（Public Health Emergency of International Concern, PHEIC），2 月 11 日將此新型冠狀病毒所造成的疾病稱為 COVID-19（Coronavirus Disease-2019），國際病毒學分類學會則將此病毒學名定為 SARS-CoV-2（Severe Acute Respiratory Syndrome Coronavirus 2）。為監測與防治此新興傳染病，我國於 2020 年 1 月 15 日起公告「嚴重特殊傳染性肺炎」（COVID-19）為第五類法定傳染病，並於 2020 年 1 月 21 日確診第一起境外移入確診個案，另於 1 月 28 日確診第 1 例本土個案，為境外移入造成之家庭群聚感染。

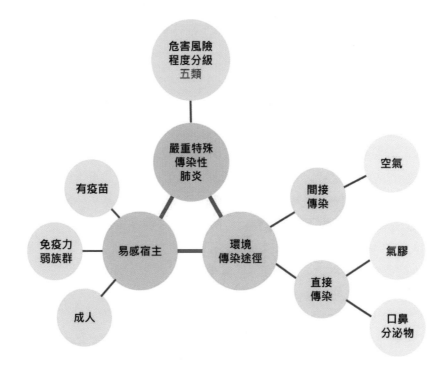

圖 8-6　嚴重特殊傳染性肺炎（COVID-19）流行參與要素

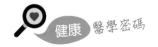
傳染方式

目前對 SARS-CoV-2 的完整傳播途徑，尚未完全瞭解。從確診個案之流病調查與實驗室檢測得知，藉由近距離飛沫、直接或間接接觸帶有病毒的口鼻分泌物、或無呼吸道防護下長時間與確診病人處於 2 公尺內之密閉空間裡，將增加人傳人之感染風險。

臨床症狀

目前已知罹患 COVID-19 確診個案之臨床表現包含發燒、乾咳、倦怠，約三分之一會有呼吸急促。其他症狀包括肌肉痛、頭痛、喉嚨痛、腹瀉等，另有部分個案出現嗅覺或味覺喪失（或異常）等。依據目前流病資訊，患者多數能康復，少數患者嚴重時將進展至嚴重肺炎、呼吸道窘迫症候群或多重器官衰竭、休克等，也會死亡。死亡個案多具有潛在病史，如糖尿病、慢性肝病、腎功能不全、心血管疾病等。報告指出，約有 14% 出現嚴重症狀需住院與氧氣治療，5% 需加護病房治療。COVID-19 患者以成人為主，少數兒童個案多為其他確診成人患者之接觸者或家庭群聚相關，兒童個案大多症狀輕微，但也有零星死亡個案，唯死亡原因與 SARS-CoV-2 相關性仍調查中。

預防方法

目前已有疫苗可用來預防此 SARS-CoV-2 感染，根據疫苗的研製方式可分為：（1）mRNA 核酸疫苗、（2）腺病毒載體疫苗、（3）病毒蛋白疫苗等，疫苗的施打主要作用在誘發個人對新冠病毒的識別及免疫對抗能力，因此不管何種疫苗的施打都會引起程度不一的副作用，所以可諮詢專業醫師建議，依個人風險及國家政策評估後進行施打，此外應採取適當方式，避免直接接觸到疑似 COVID-19 個案帶有病毒之分泌物與預防其飛沫傳染。

民眾相關預防措施包含：

1. 關注並配合中央疫情中心最新公告防疫政策。
2. 維持手部衛生習慣（尤其飯前與如廁後）、手部不清潔時不觸碰眼、口、鼻。

3. 避免出入人潮擁擠、空氣不流通的公共場所，並維持社交距離（室外 1 公尺，室內 1.5 公尺）或佩戴口罩。

4. 搭乘交通工具時遵守佩戴口罩與相關防疫措施。

5. 減少探病與非緊急醫療需求而前往醫院。

6. 居家檢疫、居家隔離或自主健康管理者，請遵守相關規範。

7. 身體不適時請停止上班上課，先留在家中觀察、休息，需要時請主動聯繫衛生單位——就醫時請說明旅遊史、接觸史、職業以及周遭家人同事等是否有群聚需求。

參考資料

一、書籍

• 《傳染病防治法》（衛生福利部民國33年12月6日公布；民國108年6月19日修正）。

• 陳芷如編著（2015），《醫學與保健》。臺北市：華視。

• 許怡欣、邱弘毅、黃耀輝、蔡友月、陳怡安等著（2016）。《公共衛生學》。臺北市：華杏。

• 劉曦宸編著（2015），《健康管理》。臺北市：華視。

二、資訊網站

• 衛生福利部疾病管制署網站（2021），傳染病介紹。網址：https://www.cdc.gov.tw/Disease/Index。

Chapter 9

只要幸福不要愛滋

愛滋病是 20 世紀以來最嚴重的新興傳染病，儘管藥物與治療精進，愛滋病有如慢性病。儘管社會風氣日益開放，許多社會大眾仍然恐同、歧視愛滋感染者，不利於愛滋防治的推動。推論病症背後所延伸的社會、公衛以及醫療等問題其實相當複雜，必須倚賴政府、學校、醫療單位、全民大眾等，才有機會抑制愛滋病毒繼續蔓延。為了因應日趨嚴峻的愛滋疫情，在防治策略上也須求新求變，注入更多元化、更有創意的思維，防疫盾牌更需早早高舉，從對性好奇時的學生時期，就開始給予正確的性教育！

邱文進

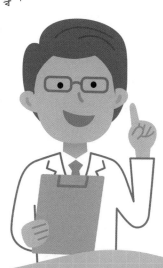

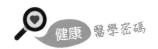

健康 醫學密碼

壹 認識愛滋病

一 愛滋病是什麼？

愛滋病是 20 與 21 世紀的黑死病，第一次世界大戰造成約 1,000 萬人死亡，而愛滋病至 2019 年累積死亡人數已高達 3,270 萬人，是第一次世界大戰的 3.27 倍之多。愛滋病病毒侵入人體後破壞人的免疫系統，由於患者體內重要免疫細胞的數量大量減少，導致患者免疫功能瀕臨崩潰，而結核病、帶狀皰疹等免疫相關的各種併發症，也會隨時伺機上身，以致於很多愛滋感染者都是死於併發症，而非愛滋病本身。早期因缺乏有效藥物，多數患者在短時間內死亡。1985 年國內將愛滋病列為第三類法定傳染病。

小檔案 愛滋病

- 愛滋病的全稱是後天免疫缺乏症候群，英文縮寫為 AIDS：Acquired（後天性）Immune（免疫）Deficiency（缺乏）Syndrome（症候群）。
- 愛滋病病毒，又稱人類免疫缺乏病毒（Human immunodeficiency virus, HIV），侵入人體後破壞人的免疫系統。
- 愛滋病為國內第三類法定傳染病。

二 人類免疫缺乏病毒（HIV）

HIV 主要感染人體其中一種免疫細胞，即 CD4 的 T 淋巴細胞。HIV 的起源可能是來自非洲的猿猴，HIV-1 的起源可能是來自非洲猩猩；而 HIV-2 和猿猴免疫缺乏病毒（Simian immunodeficiency virus, SIV）相似，因此它的起源可能也是來自非洲的猴子。在 HIV 早期感染 2 至 3 週時，HIV 會率先感染人體黏膜組織中 CD4 的 T 淋巴細胞，使得腸道中 CD4 的 T 淋巴細胞明顯減少，腸道的保護屏障被破壞，致使腸道細菌容易進入腸道內層，愛滋病患者會產生嚴重發炎反應和組織損傷，導致腸道內細菌易位和持續的免疫作用，然而人類對 HIV 早期腸道發炎反

應的機制尚未釐清，加上目前仍未有疫苗可供使用，因此針對 HIV 引起病理發展的新型預防策略的研究顯得重要。

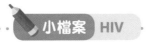

- 兩條單鏈 RNA，屬反轉錄病毒科（retrovirus），慢病毒亞科（lentivirus），分為 HIV-1 和 HIV-2 兩型。目前世界範圍內流行的主要是由 HIV-1 所致，感染 HIV-1 後超過 90％的患者會在 10-12 年內發病成為愛滋病；HIV-2 主要在西非部分地區流行，HIV-2 感染者的臨床症狀往往較 HIV-1 感染者緩和。
- HIV 對熱過敏，通過 56℃環境 30 分鐘、25％以上乙醇、0.2％次氯酸鈉、1％戊二醛等處理後均可滅毒。

三│HIV 的生活史與影響

　　HIV 進入人體血液後，經由病毒外套的表面蛋白 gp120 與 gp41 抗原與帶有 CD4 的 T 淋巴細胞、單核的吞噬細胞或其他的身體細胞結合後，進入人體細胞內並釋放出 RNA。在細胞內，HIV 利用本身特有的反轉錄酶（reverse transcriptase）將它的遺傳物質核糖核酸（RNA）反轉錄成去氧核糖核酸（DNA）後，嵌入宿主細胞核的 DNA 中，作為合成 HIV 子代的模板。而後 HIV 再利用此 DNA 轉錄成 RNA，製造蛋白質和其他病毒複製所需的物質。待組裝完成後，HIV 顆粒的外套和宿主細胞膜融合後穿過細胞膜，離開宿主細胞前，HIV 顆粒內部的蛋白則繼續工作，將大的蛋白鏈切斷成為許多對 HIV 複製很重要的蛋白片斷。整個週期約須 2.2 天。

　　HIV 造成細胞破壞經由多種可能的機轉，如病毒造成細胞間融合，或者抑制細胞內蛋白質的合成、自體免疫機轉、細胞凋亡，CD4 的 T 淋巴細胞對於已經感染病毒的細胞也會施以毒殺破壞。CD4 的 T 淋巴細胞會再分裂增生補充數量，但是分裂的細胞更容易感染而破壞，其破壞速度超過補充速度，於是 CD4 的 T 淋巴細胞數目日漸減少，當 CD4 的 T 淋巴細胞因感染病毒而功能低下或數目降低時，免疫系統出現問題，因此伺機性感染和惡性腫瘤便接踵而至。

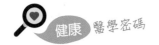

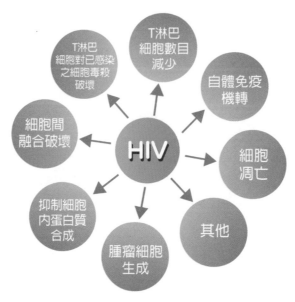

圖 9-1　HIV 對細胞之影響

貳　愛滋病的傳染途徑

一│性行為傳染

HIV 感染者的精液或陰道分泌液中含有病毒，而病毒可經由陰道、陰莖、肛門、直腸或口腔進入人體。其中，肛交是危險的行為，因為容易造成肛門黏膜破裂出血，而且直腸黏膜本身就具有相當強的吸收力。其他方式如口交等亦具傳染性。

迷思一　每種體液都會傳染 HIV？

含高濃度 HIV 的體液，如血液、精液、陰道液、母奶、含血液之其他體液。其他可能含有 HIV 的體液，如腦脊髓液、關節腔液、羊水。唾液與眼淚中可以找到極微量的 HIV，但至今未有因接觸此二者而感染 HIV 的案例。至於汗液，目前還沒有發現 HIV 的存在。

❤ 二 │ **血液傳染**

血液傳染被列為國內第二大傳染途徑，如：血液及血液製劑、輸用 HIV 汙染的血液、器官移植、注射或割傷、紋身、穿耳洞、刺青、醫護人員受傷感染、使用被汙染的器械（如牙科用品）、靜脈藥癮者共用針頭或針筒、空針，1988年國內發現第一例共用針具感染通報個案——其實除了血液製劑及靜脈注射共用針頭之外，因其他因素感染的可能性相當低，只要消毒完全，不是立即接觸，感染率相當低，不過仍然有其可能性——重要是把握一個觀念，就是避免有傷口！

？ 迷思二 愛滋病和靜脈注射毒品有關？

2004 年國內爆發大規模愛滋疫情，主要原因為注射藥癮者之間共用針具所引發 HIV 感染，含有 HIV 的血液會沾附在針頭、針筒上或混入稀釋溶液中，HIV 會經由共用針具、溶液或容器過程，進入共用者的血中。

世界上有些國家的毒癮注射者高達 90％感染了 HIV，在這些國家共用針具（針頭、針筒及溶液）感染到 HIV 的機率，比性行為感染還高。

？ 迷思三 捐血、輸血會感染 HIV？

由於捐血時所使用的是經過消毒的全新針頭，所以不會因此而感染 HIV。輸血部分國內規定自 1988 年 1 月 1 日起，凡供他人輸血用的採集血液都需經過 HIV 抗體的檢驗，因此因為輸血而感染 HIV 的危險性已經大為減少。

❤ 三 │ **母子垂直傳染**

1988 年國內發現首例例母子垂直傳染個案，母子垂直感染發生在懷孕、生產的過程中，但是母乳也可能是傳染途徑之一，如果確定是感染的母親，最好不要哺餵母乳，懷孕的婦女可建議做全面性 HIV 的篩檢。

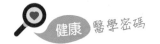

表 9-1 愛滋病傳染途徑

性行為傳染	血液傳染	母子傳直傳染
70-80%	輸血 3-5% 針頭 5-10%	5-10%

四│愛滋病會不會傳播的行為／途徑？

　　共用電話、禮貌輕吻、蚊子叮咬、與人共餐、打噴嚏、咳嗽、共用水龍頭、禮貌握手、與人擁抱、共用馬桶、一起上課或上班、一同游泳、泡湯等行為或途徑目前為止皆沒有證據顯示會傳染愛滋病。惟個人衛生用品，如牙刷、刮鬍刀等，容易沾有血液的器具必須分開使用，醫護人員自身若有傷口更需要注意和 HIV 感染患者的體液接觸，拔牙、針灸與穿耳洞的器械也必須妥善消毒，不僅可防治愛滋病，也可防止 B 型肝炎的傳染。此外，除非口腔裡有傷口，接吻是不容易傳染 HIV。

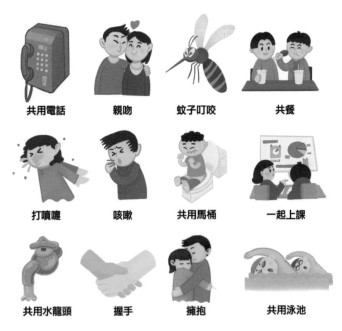

圖 9-2　愛滋病不會傳播的行為／途徑

參 愛滋病的臨床症狀

一 ｜ 感染 HIV 後，會有什麼症狀？

急性感染期（2-6 週）

在感染 HIV 後，通常不會立刻發病，初期僅有出現感冒類似的原發性感染症狀或者單核球增多的病症，此時期稱作急性 HIV 感染。病毒快速繁殖，每毫升血液中的 HIV 含量可達數百萬，同時 CD4 的 T 淋巴細胞數量也會顯著下降。常見的症狀，如發燒、頭痛、口腔潰瘍、喉嚨疼痛、疲倦、胃口不佳、噁心、嘔吐、腹瀉、皮膚發疹、肌肉關節痠痛、頸部淋巴腺腫等症狀，而且只有一半的人會有症狀，這些症狀通常在 1-2 週內消失，易被誤診。HIV 病毒量隨後被抑制，免疫系統也開始產生抵抗 HIV 的抗體。但輔助 T 淋巴細胞在遭受 HIV 攻擊後即無法恢復感染前的數量，此時病人的傳染性非常強，患者若繼續從事高危險性行為，則會傳染給其他人。

潛伏期（5-15 年）

當第一次急性症狀發生後，經過數月或數週，症狀消失進入潛伏期，絕大多數的患者會有很長一段時間（約 5-15 年）沒有症狀。原因是此時期多數 HIV 會被殘餘的殺手 T 細胞的強力免疫反應壓制，而使患者進入無症狀期。潛伏期的長度受很多因素影響，最短可能僅有 2 週，最長可達二十年之久。

雖然血液中的 HIV 數量已被清除到檢測不出來的程度，但是 HIV 感染並沒有痊癒，因為 HIV 具有反轉錄病毒的特性，將自身的 RNA 轉成 DNA，並將自身的病毒基因嵌入記憶性 T 細胞中，躲避免疫系統的攻擊，HIV 甚至會藏身於淋巴節或者組織裡（如腸道組織等），持續複製，同時破壞輔助 T 細胞，直到細胞免疫機能已經難以維持，被破壞殆盡，患者便會進入發病期。

發病期

當輔助 T 細胞數量低於每毫升血液 200 個，此時整體免疫系統便會潰防，可

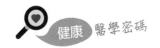

能發生在感染後六個月，甚至長達十年或更久才發病，這時期免疫系統的防禦力量已微弱至無法對抗各種細菌、病毒、真菌的感染，產生伺機性感染（例如肺炎、結核病、口腔食道念珠菌感染、帶狀疱疹），便進入所謂之愛滋病期。

空窗期

HIV 感染後，需要經一段時間（3-12 週）才會產生 HIV 抗體，因此在感染後的初期，可能因抗體尚未產生或抗體量太小，而檢驗呈陰性反應，此時期即為空窗期。在此期間患者體內的 HIV 量最高，傳染力強。空窗期時，患者沒有症狀或不明顯，其可能繼續從事高危險性行為，而傳染給其他的人，目前全世界愛滋病的流行並未稍歇，這可能是原因之一。

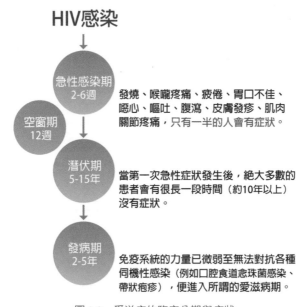

圖 9-3　愛滋病的臨床分期與症狀

二 愛滋病臨床表現

愛滋病的臨床相關症狀甚為複雜，通常有以下症狀：體重減輕、異常疲倦、嚴重頭痛、呼吸急促、咳嗽、難以下嚥、意識模糊、健忘、嚴重且持續腹瀉、持

續的不明原因發燒、視力喪失、噁心、腹痛、嘔吐、昏迷等，後續持續反復發生肺部感染、慢性腹瀉、反復發生的皮疹、持續且經常的細菌感染（口腔或陰道）、沙門氏菌血症、巨細胞病毒感染、肺外隱球菌感染、卡氏肺囊蟲肺炎、弓漿蟲菌感染、卡波西氏肉瘤、神經系統症狀、甚至發生惡性腫瘤生成，進而喪失生命。

❤ 三｜可能與愛滋病共同感染的疾病（伺機性感染）

當人體失去抵抗外界病原體的能力，而得到各種伺機性感染。1981 年愛滋病以男同性戀者的卡氏肺囊蟲肺炎和卡波西氏肉瘤等罕見疾病，進入西方醫學的視野之中。其後迅速波及毒癮、血友病患者、異性戀者。1984 年黏膜性念珠菌感染被認為是感染 HIV 的先期重要指標。

近年來，世界各地結核病流行趨勢上揚，與愛滋病有很大的關係。HIV 與結核（M. tuberculosis）的雙重感染已經成為威脅人類健康的重大課題。非洲一直是結核病的高流行地區，也是愛滋病高流行地區。非洲同時感染 HIV 和結核之病人數一直高居世界首位。1992 年全世界同時感染 HIV 和結核之病人數約有 400 萬人，約 77.8％之病人在非洲。

愛滋病較晚侵襲亞洲，1980 年末期感染 HIV 之病人數遠低於美國及非洲國家，但是近年來亞洲地區感染 HIV 之病人數已經明顯增加許多。亞洲地區也是結核病高流行地區，1990 年全球結核病新增個案 60％出現在亞洲。因此，一旦亞洲地區愛滋病流行嚴重化，其對亞洲地區之結核病流行情形之衝擊將無法忽視。愛滋病之所以造成世界各地結核病流行趨勢上揚，是因為愛滋病人的免疫系統逐漸被破壞，其體內潛伏著的結核菌感染易發病，容易進展成結核病。

肆　愛滋病的篩檢

❤ 一｜何時該去檢查？

HIV 感染的早期診斷，在公共衛生及臨床上，有其重要性及意義。如果自己

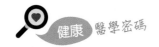
有感染 HIV 的高危險行為，如肛交、無固定性伴侶、感染性病、性伴侶為 HIV 感染者、靜脈藥癮者、共用針頭等，然而因有空窗期，一般而言，在發生危險性行為三個月後，抽血檢驗較適合。

♥ 二│臺灣地區 HIV 篩檢工作

　　1986 年國內發現首例本國籍愛滋病死亡病患（男男間性行為者），因此 HIV 篩檢工作顯得格外重要。在臨床上，透過 HIV 篩檢，早期確診，讓患者瞭解自身感染狀態，接受治療來降低病患體內的病毒量，進而降低發病率及死亡率。在公共衛生上，早期篩檢能減少感染者將 HIV 感染給其他人的機會。經由衛教諮詢，讓病患學習採取保護措施，避免與其他人發生不安全的性行為，有利降低 HIV 傳播可能，並有助於疫情防治。

　　依據美國研究報告指出，當病患經診斷獲知感染 HIV 後，會明顯減少不安全性行為的發生，降低感染者將 HIV 傳染給他人的機會，有效降低病毒的傳播。

　　為鼓勵早期進行 HIV 檢驗，以利早期診斷及治療，降低 HIV 的傳播，並控制傳染病的流行，疾病管制署推動多項檢驗計畫，1989 年國內開始進行役男全面篩檢，1990 年開始進行法務部所屬各監、院、所收容人全面篩檢，1991 年開始進行聘雇外籍勞工全面篩檢，2005 年起孕婦產前檢查例行性愛滋檢查服務，2008 年辦理新生兒愛滋篩檢計畫，後續包括全民愛滋篩檢、社群動員愛滋檢驗、弱勢族群篩檢、愛滋病免費匿名篩檢諮詢服務、性病患者篩檢、藥癮戒治門診篩檢等防治工作。

　　國內於 1984 年出現第一例愛滋感染者，即積極推動各項主動或被動篩檢計畫，期望 HIV 檢測能夠全民化，並健全愛滋病監測與通報體系。截至 2020 年，本國籍 HIV 感染者共有 41,033 人（表 9-2），八成以上係因不安全性行為而遭感染，其中以男男間不安全性行為最多，占 65％以上，其次為注射藥癮者（表 9-3），統計也發現 HIV 感染者年齡下降，年輕族群（15-34 歲）HIV 感染率顯著增加（67.19％，表 9-4）。

表 9-2 本國籍 HIV 感染者與發病者存活情形統計表（1984-2020 年）

存活情形	HIV 感染者	HIV 發病者
	歷年累計個案數（％）	歷年累計個案數（％）
存活	33,699（82.13％）	14,913（75.86％）
死亡	7,258（17.69％）	4,724（24.03％）
離境	76（0.19％）	21（0.11％）
1984-2020 年總計	41,033（100％）	19,658（100％）

表 9-3 本國籍感染 HIV 者依危險因子統計表（1984-2020 年）

危險因子	歷年累計個案數		
	女	男	總計（％）
男男間不安全性行為	0	26,947	26,947（65.67％）
注射藥癮者	922	6,189	7,111（17.33％）
異性間不安全性行為	1,150	5,223	6,373（15.53％）
不詳	28	462	490（1.19％）
接受輸血感染	11	65	76（0.19％）
母子垂直感染	18	18	36（0.09％）
1984-2020 年總計	2,129	38,904	41,033（100％）

表 9-4 本國籍感染 HIV 者與死亡者年齡別統計表（1984-2020 年）

年齡	感染者數	死亡數
	歷年累計個案數（％）	歷年累計個案數（％）
0-4	29（0.07％）	2（0.03％）

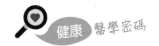
5-14	32（0.08%）	3（0.04%）
15-24	9,768（23.81%）	211（2.91%）
25-34	17,800（43.38%）	1,527（21.04%）
35-49	10,638（25.93%）	3,332（45.91%）
50-64	2,289（5.58%）	1,631（22.47%）
65 以上	477（1.16%）	552（7.61%）
1984-2020 年總計	41,033（100%）	7,258（100%）

三 ｜ 全球愛滋病毒感染現況

世界衛生組織（World Health Organization, WHO）資料顯示，2019 年全球約有 3,800 萬名愛滋感染者，2019 年新增個案高達 170 萬人，死亡人數約 69 萬人，相當於每 18 秒就有 1 人感染 HIV，每天新增 HIV 感染者大約是 4,600 人，其中三分之二的新發病例在非洲，約 59% 是女性，非洲女性感染的機率是男性的 2 倍，其中又以 15-24 歲年輕女性的比率最高，調查發現造成這樣的原因有很多，其中一項是生理構造上，男性容易傳染給女性，統計發現南部非洲區域的大多數國家中，每 5 個孕婦至少 1 個以上感染愛滋病。

聯合國愛滋病規劃署於 2014 年提出 2020 年實現 90-90-90 的治療目標，即 90% 的 HIV 感染者知道自己的感染狀況，90% 被診斷者獲得持續的抗反轉錄病毒治療，90% 接受治療者體內的 HIV 受到抑制。報告顯示，2019 年全球估計約 81% 的愛滋病感染者知道自己的感染狀況，當中 82% 獲得治療，而接受治療者中 88% 的體內 HIV 受到抑制。目前有超過一半以上（67%，即約 2,540 萬人）正獲得抗反轉錄病毒治療（antiretroviral therapy）。

亞洲國家面臨的愛滋病防治問題主要是大都認為愛滋病只是遙遠國度、少數群體（如特種行業、同性戀、性工作者、注射藥癮者等）的問題，與大部分人無關，對愛滋病缺乏主動積極防治的認知與行動，對 HIV 感染者標籤化和歧視，另外整體警覺性不足，只見浮於檯面上通報 HIV 感染者人數一角，未察覺檯面下實際 HIV 感染者人數已逼近極危險的狀況。

伍 愛滋病的治療

　　愛滋病患發病後約 3-5 年就會死亡，國內是全世界少數可以提供 HIV 感染者免費醫療政策的國家，1988 年 2 月起國內免費提供抗 HIV 藥物 Zidovudine（ZDV/AZT）治療，開啟 HIV 感染者治療契機。1996 年美國臺裔科學家何大一博士設計的療程有效壓制 HIV 數量和發病時間，即所謂的「雞尾酒療法」（highly active antiretroviral therapy, HAART）。1997 年 4 月 7 日國內醫療院所提供感染者免費雞尾酒療法，有效控制 HIV 感染者的病毒量後，愛滋病的治療也有明顯進步，治療效果顯著且有效延長感染者的存活期。此種高效能抗反轉錄病毒療法，已確知可造成血液中及組織中病毒量的顯著下降，但至今它並不能治癒愛滋病。

　　雞尾酒療法是指綜合數種抗 HIV 藥物的治療方式，以期降低病毒量、提高免疫力即 CD4 淋巴球數、改善存活率並減少抗藥菌種的產生。又稱為「三合一療法」，即綜合蛋白酶抑制劑、非核苷類反轉錄酶抑制劑、核苷類反轉錄酶抑制劑的治療方式，可大幅降低伺機性感染的發生、腫瘤與死亡的風險，且提升了感染者的生活品質。而藥物作用的重點即是防止 HIV 進入宿主細胞內複製並限制病毒出芽擴散至其他細胞，但由於 HIV 會潛伏在免疫細胞中或藏身在肌肉、腸道、生殖道和中樞神經系統的組織中，而使得藥物無法完全殲滅或抑制所有的病源──尤其是血液進入中樞神經及腦部必經的血腦屏障，能阻隔藥物進出，因而提供 HIV 良好的庇護，所以只要感染者以任何理由停止服藥，蟄伏的 HIV 便會死灰復燃，迅速將 HIV 病毒量提高到未治療前的數量。

　　最有名的案例就是美國 NBA 聯盟職業籃球名人堂球員魔術強森在 1991 年 6 月檢查出感染 HIV，這在當時來說幾乎等於被判死刑。在經過數週的天人交戰後，強森決定召開記者會向全世界公開這項噩耗。當 32 歲的魔術強森宣布罹患愛滋病時，全世界都以為他無法活過 40 歲。在三十年前那場記者會中，魔術強森在結尾時直視攝影機，向全世界宣布他將會「擊敗」愛滋病，而且會「享受」這段過程。三十年後的今日，被認為活不過 40 歲的魔術強森已經 62 歲，他藉由雞尾酒療法成功有效抑制 HIV，而且成為全球愛滋病患的精神指針。

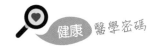

陸 愛滋病的衝擊與後續輔助

個人方面，HIV 感染者在得知感染的初期，情緒強烈低落，面對長期且無法治癒的疾病，以及藥物副作用痛苦的刺激下，有時會沮喪絕望，絕對需要社會大眾的鼓勵與支持，HIV 感染者未來需面對許多問題與心理壓力，如對疾病的傷痛和無奈、對病情發展不瞭解、經濟負擔、生活型態改變、環境壓力、社會的烙印及汙名化、對死亡的恐懼等，HIV 感染者的免疫力會逐漸喪失，慢慢面臨死亡的威脅，嚴重影響個人生涯規劃。

家庭方面，愛滋病的陰影會籠罩家庭其他成員，家屬會有沮喪、否認、焦慮、擔心被感染、恐懼等反應，對疾病發展及未來有不確定感，且長期照護愛滋病患會導致身心耗竭，以及缺乏朋友與社會的支持。社會方面，HIV 感染者人數的增加，造成社會福利及醫療支出大增，壓縮到其他建設經費，1998 年愛滋病的治療納入全民健康保險，由全民健康保險局負擔愛滋治療之藥費及其他醫療費用，且納入重大傷病之給付範圍。另外，長期下來勞動力下降，企業生產成本增加（人員培訓、請假、離職、資遣，喪葬補助），造成整個社會經濟的影響。

HIV 感染者需要同儕與其他感染者的支持，他們彼此分享經驗，了解自己並不孤單，HIV 感染者人際關係的困擾與個人私人性議題，需要在個別諮商輔導中幫忙釐清與處理，並適時增強感染者自我照顧，提升生活品質，有些感染者無能力工作，需要急難救助補助生活費以解決生活困境。有些感染者需要機構暫時收容照顧，安心療養慢慢恢復健康。有些愛滋感染者可能在醫療或就業方面得到不公平的待遇，但是有礙於身分曝光的風險，或是本身不瞭解自己應該有的權益與保障，需要有專業人士從旁協助處理其權益相關問題。

柒 愛滋病的防治

一 預防性途徑傳播

1988 年國內發現首例性工作者感染愛滋個案，日後因性態度及觀念日趨開

放，第一次性行為的平均年齡下降，婚前性行為接受度上升，性伴侶人數增加。但大部分人安全性行為觀念卻普遍不足，對於愛滋病的認知不夠，在使用保險套與其他自我保護上，仍有極大的加強空間。

除此之外，近年來年輕族群使用搖頭丸、K他命和安非他命等違禁毒品情況日趨氾濫，在娛樂性毒品的助長下，更容易發生危險的性行為，尤其現階段國內HIV感染者主要感染途徑為男與男之間不安全性行為，且出現年輕化趨勢。由於手機等行動網路平臺的便利性，網路的發展使訊息傳遞由實體轉成虛擬，提高網路約炮的快速性，只要一滑螢幕，手指一點，就可以找到性伴侶，提高危險性行為風險，增加感染HIV的風險。因此遵守性道德、減少性夥伴、固定性夥伴、正確使用保險套可減少愛滋病的性途徑傳播，同志活動場域，設置保險套自動販賣機，提高保險套取得可近性。

💓 二 ｜ 預防血液途徑傳播

醫療院所使用安全血液製品，具備輸血安全及措施，推廣一次性醫療用品，醫護人員對於感染者須謹慎預防工作，且具備安全注射的概念與嚴格消毒措施，避免醫療疏失造成的「針扎」。針對毒品，利用清潔針具計畫，提供乾淨針具與回收廢棄之針具，全國各縣市設置衛教諮詢服務站與針具自動服務販賣機，讓藥癮者更容易取得清潔針具，避免共用注射器具，並強化藥癮者預防愛滋的觀念。

然而最終策略還是教育藥癮者遠離毒品、抵制毒品，政府加強打擊販毒，另外積極推動減害計畫，全國醫療機構提供替代治療服務，免費提供藥癮者相關傳染病衛教諮詢與篩檢服務。由於注射藥癮問題牽扯層面甚廣，一旦疏忽，注射藥癮感染者恐急速增加，不得不慎。因此，針對國內藥癮共用針具者等愛滋高危險群的介入措施，已經成為愛滋防治策略中不可忽視的一環。

💓 三 ｜ 預防母嬰傳播

愛滋寶寶皆因母親產檢時未檢查HIV，導致新生兒錯失預防措施而造成感染，因此如未妥善預防，母子垂直感染問題將日趨嚴重。為預防愛滋母子垂直感染個案發生，可以選擇避免懷孕、終止妊娠、母嬰阻斷、生產前藥物干預、選擇適當生產方式，產程預防、產後避免母乳餵養及使用母乳替代品等母子垂直感染

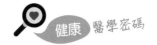

防治策略。

在分娩過程中，免費提供預防性藥物以及剖腹生產補助等方式，不僅提升醫療資源的可近性，更可以保護嬰兒在產期中免於 HIV 感染。此外疑似感染的新生兒在出生後 6-12 小時內，即接受預防性抗 HIV 藥物治療，並於出生每隔固定時間進行追蹤抽血檢查。

四｜強化年輕族群愛滋病防治教育

由於學校是接觸學生的重要管道，應確保學生在學校教育中接受愛滋防治育。疾病管制署統計大部分年輕 HIV 感染者都已離開校園，因此，愛滋防治教育需提早進入校園，結合教育部推動校園性教育（含愛滋病防治），在國小五、六年級義務教育時就應落實相關課程與納入課程綱要，學生每學期至少上課 2 小時，以確保學生在校園求學時，學習正確預防愛滋病的方法，提升健康教育專長師資比及教師專業知能，增強學校校長之處遇知能及落實健康教育教學正常化與常態化，配合「世界愛滋病日」辦理學校愛滋病預防教育週或月活動，也可利用家長會等活動，向家長說明學生性教育與愛滋病防治教育內容。另外校園設置保險套販賣機，並建立 HIV 匿名篩檢等機制。

至於義務及志願役官兵、新訓單位及軍事學校軍人，每人至少接受 2 小時愛滋防治課程宣導。針對這些年輕族群，以常逛的 Facebook、Twitter 等網站為入口平臺，張貼宣導圖片及簡易文字來宣導愛滋病防治並做好安全防護措施。為了吸引青少年注意，利用西洋情人節、七夕、耶誕節、海洋音樂祭等特殊節日前夕，舉辦注重安全性行為的宣導教育活動，提醒年輕族群於狂歡之餘，注意性行為的安全性。只要多做一點，就一定會產生效果，從認知著手，進而造成年輕族群行為的改變，如能影響一些學生，就已達到防治目標。

五｜加強特殊族群愛滋病防治教育

現今特殊族群產業複雜化，經營型態亦從固定集中轉成流動個體戶，行銷管道朝向多元化和跨國化發展，因此介入較為困難，但仍須對這些高危險族群，如八大行業業者、性交易服務者及其顧客、性病患者、同志團體、同志友善商店（如夜店、同志音樂吧）、男男間性行為族群、HIV 感染者之接觸者、高關懷青

少年、注射藥癮者、毒品犯、矯正機關受刑人、外籍勞工、外籍配偶等對象進行座談和宣導課程，辦理旅館業者、資訊休閒娛樂業、網咖、勞安人員、雇主、仲介及一般勞工等人員的愛滋病防治宣導，特殊旅遊團保險套使用宣導。推動同志健康社區中心服務平臺設立，與地方衛生局及醫療院所合作，提供感染科、泌尿科、身心科聯合門診服務，鼓勵各縣市自辦同志中心，設置友善服務空間，規劃因地制宜的介入措施。

六｜防治衛教宣導與策略

政府中央部會依條例訂定年度愛滋病防治教育及宣導計畫，各部會針對服務對象進行愛滋病預防及篩檢諮詢服務宣導，所屬人員如警察、教師、安養、教養機構等工作人員愛滋病防治教育訓練，性教育（含愛滋病防治）納入健康促進學校實施計畫必選議題，擇優成立示範學校與分享經驗。強化地方政府愛滋病防治與篩檢服務體系及宣導，依轄區特性及防治傳染病需要，訂定愛滋病防治方案策略。透過公益宣導管道（如戶外、電影院、平面媒體、無線電視臺、有線電視臺、MOD 平臺等託播、網路與社群網絡）進行宣導，定時辦理愛滋病防治記者會及系列宣導活動，各界串連擴大宣導，如運用衛生單位外牆加強宣導，促進愛滋病防治全民運動，也可結合民間團體力量，深入各種族群進行愛滋病防治衛教及篩檢服務。異業結盟或與業者合作，如網咖電腦桌面、KTV 電視牆及手搖飲料杯封口膜愛滋病防治宣導，發展符合需求與強化自我健康管理觀念，提供「安全性行為」訊息之創意宣導商品，另外教導適切的壓力調適技巧，如很多社會問題與身心疾病，包括愛滋病。因此，教導合適的壓力調適技巧與情緒管理方法，也是愛滋病防治的重要策略。

另一方面，擴大愛滋篩檢服務與提升篩檢涵蓋率，落實愛滋篩檢前後諮詢服務及品質，監控須接受 HIV 檢查必要者之對象，強化社區篩檢服務，如匿名篩檢服務、易感族群篩檢服務、醫事服務機構篩檢服務、社群動員愛滋篩檢計畫，並提升檢驗水準。對於 HIV 感染者，應提升醫療與照護品質，包含確保軟硬體等醫療設備之完善、定期修訂檢驗與治療指引、整合醫療團隊與跨科別醫療照顧、強化愛滋個案輔導追蹤、強化愛滋感染者社會支持功能及長期照護服務、保障感染者權益維護。

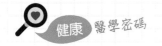

參考資料

一、書籍

- 林雅玲（譯）（2008），〈逼出蟄伏的愛滋病毒〉。《科學人》，第 82 期，頁 52-57。
- 衛生福利部疾病管制署（2014），《愛滋病防治專書》。臺北市：衛生福利部疾病管制署疾病管制署。

二、資訊網站

- 黃天如（2019），你還以為愛滋病是絕症嗎？台灣 3.8 萬感染者，至少還有 7 千黑數不願見光。網址：https://www.storm.mg/article/1170216。
- 衛生福利部疾病管制署。網址：https://www.cdc.gov.tw/。
- UNAIDS。網址：https://www.unaids.org/en。
- World Health Organization（WHO）。網址：https://www.who.int/。

Chapter 10
做個用藥達人

從小到大，有許多需要使用到藥物的時刻，你真的都了解應該要如何正確服用藥物嗎？還是當下情況緊急，先把不舒服解決再說，好了就把這件事拋到九霄雲外了呢？缺乏正確的用藥觀念帶來的災難可大可小，幸運的話事情可以逆轉，不幸的話甚至會發生類似「水楊酸中毒暴斃身亡」這樣的遺憾事件。因此，大家應該都要把基本的用藥觀念內化成習慣，才能擁有健康快樂不濫用藥物的人生！

鄧又寧

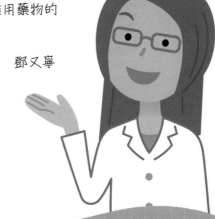

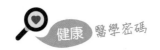

 壹 認識藥品

♥ 一 | 藥品是什麼？

　　雖然大部分的藥品和食品一樣，可以藉由口服進入人體。但是在本質上，藥品和食品有著很大的差異。首先，藥品的定義，包含了能診斷、治療、減輕或預防人類疾病的化合物結構；此外，雖然藥品十分的迷你，但是進入身體後，藉由體內的次級訊號傳遞，可以達到足以影響人類身體結構和生理機能的效果，以上這兩項是一般保健食品無法做到的。

♥ 二 | 藥品的種類有哪些？

　　藥品依使用途徑的不同大致上可以分為口服藥、外用藥、注射藥三大類型，如圖 10-1 所示。

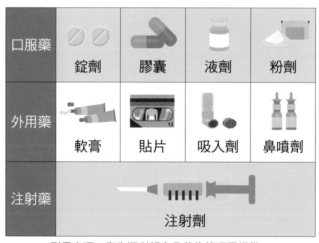

引用來源：衛生福利部食品藥物管理署提供。
圖 10-1　常用藥品分類

口服藥物

　　口服藥物又可再細分為錠劑、膠囊、液劑及粉劑。錠劑有很單純的裸錠——直接由打錠機製成的小圓餅狀藥物，也有再為裸錠穿上一層或多層外衣的錠劑，比如說腸衣錠、緩釋錠等等。錠劑上面若是畫有切割線，代表這個錠劑是可以剝

半的，在藥廠端已經透過精密設計和剝半試驗，製作成方便用手直接剝半，或是用剝半器剝半的錠劑。但是並非每種錠劑都可以磨粉或剝半，像是腸衣錠，理論上必須整顆完整吞服，才能達到當初藥廠設計的效果。

膠囊也是十分便利的口服劑型，通常苦味較大的藥物，例如抗生素，會製作成膠囊形式。服用膠囊有個要注意的地方，就是盡量不要把膠囊打開，取用裡面的藥粉或小顆粒，因為在處理的過程中，有很大的機率會損失一些藥粉，影響到病人的劑量需求。不過由於許多膠囊是由動物豬皮製作而成，所以有些完全素食者可能會拒絕食用膠囊外殼。

液劑是很常用在小兒或是吞嚥困難的成人、老人家的劑型，使用時要注意盡量利用液劑搭配的量杯，準確取用適當的劑量，太多或太少都不好。

粉劑也是還沒建立吞藥錠能力的小朋友常用的劑型，可以區分成由藥廠直接製造好分包的粉劑，也有在藥局裡再調製混合的粉劑。建議爸媽可以在小朋友大約 5 歲的時候，開始訓練他們的吞藥錠能力，如此一來可以省去為錠劑磨粉的繁瑣步驟，以及磨粉過程中可能的損失與污染。若是真的無法吞藥錠，也可以請醫師開立小兒專用藥，通常會是液體劑型，在使用上會比較方便。

外用藥物

外用藥物可以再區分為軟膏、貼片、吸入劑和鼻噴劑。軟膏是非常廣泛使用的劑型，不論是痠痛、過敏、或是局部麻醉，都有方便塗抹的半固體軟膏劑型可以使用。在使用上要注意的是，基本上軟膏都是薄擦於患處即可，不需要塗很厚，或是塗得太廣，除了對病情本身沒有幫助之外，還可能會增加副作用。

貼片劑在近年來越來越受歡迎，像貼在耳後的防止暈車貼片、戒菸貼片、嗎啡類止痛藥物貼片等等。這類劑型的優點是可以慢慢釋放出藥物，所以給藥頻率可以降低，病人的藥物使用意願會提升，對服藥順從性的改善有很大幫助。

吸入劑很常使用在治療氣喘或是慢性阻塞性肺部疾病，因為劑型設計比較特殊，需要使用肺活量將藥品從裝置由口腔吸入到肺部，因此針對肺活量還不足夠的小朋友，需要特別訓練吸入技巧。

鼻噴劑跟吸入劑不一樣，是由鼻孔給藥，在鼻黏膜吸收。使用時要注意頭部姿勢，頭抬太高會吃到藥品，頭若壓得太低會讓藥品流出而劑量不夠；此外，在

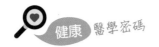

給予左邊鼻孔藥物的時候，要記得用手指按壓右邊的鼻子，讓藥品能短暫停留在左邊的鼻腔內一陣子，達到吸收的效果，之後再換邊使用。

注射劑

注射藥算是侵入性的醫療，因此有一定的風險存在，無菌消毒和注射技術都是此劑型的給予重點。因此，一般在選擇藥物劑型的時候，大致的順序會是外用藥、口服藥、注射藥，以減少用藥的風險；若是在急診室的話，因為情況危急，注射藥反而是更常選擇的給藥選項。

三 我國藥品的分級

臺灣的藥品分為三級：處方藥、指示藥、成藥，以電影來譬喻的話，就像是限制級、輔導級、普通級的劃分。

成藥是這三者中相對較安全的，藥理作用緩和，民眾可以自行依照需求到藥局或是藥妝店購買使用，像是一般外傷或是止癢用的皮膚用軟膏。不過要注意的是，成藥雖然相對安全，但是民眾在使用前依然需要詳細閱讀藥品說明書與標示，或是直接請教藥師藥品的用法，以免因為錯誤的觀念而誤用或濫用藥物。

指示藥顧名思義，需要在藥師或醫師的指導下使用，並且需要詳閱藥品說明書。雖然不需要醫師的處方箋，但是因為危險性較成藥高，若是沒有建立正確用藥觀念，可能會導致藥物濫用，進而危害身體健康。許多止痛藥物和胃腸藥物都被劃分在指示藥這個區塊，需要時可以到社區藥局，在藥師的指導下購買使用。

處方藥相對來說，是這三大類藥物中最有危險性的，若是一不小心使用過量，甚至可能危害到生命安全，像是三高（高血壓、高血脂、高血糖）的藥物皆是屬於處方藥，一定要有醫師開立的處方箋，藥師才能調劑給藥。並且在給藥的同時，藥師需要對患者做詳細的用藥方法指示，並提醒用藥注意事項。

臺灣是屬於醫藥分業的環境，理論上民眾看診後，醫師應當把處方箋釋出，讓民眾自行選擇領藥的地點。藥師在接到處方箋後，第一件事並不是包藥，而是先檢視整張處方箋是否有藥物交互作用或是劑量算錯等等問題，若是有問題，需要聯絡開立此張處方的醫師，提供建議並確認是否需要修改。調劑須遵守三讀五對的準則，以避免調劑錯誤的情況發生，確認沒有問題之後，才能叫名字或叫號

請民眾來領取藥物。發給民眾藥物時，最先要做的事情就是確認身分，會請民眾出示健保卡，讓藥師進行身分確認。

　　藥師發藥時，除了跟民眾核對藥品品項和數量之外，也須做藥物使用衛教，使用較為特殊的給藥裝置，或是需要輪替使用位置的貼片，都需要在發藥時跟民眾交代清楚，有時候會以無藥物的裝置做示範，或是以影片呈現實際使用情況，民眾們回家後也可以再次觀看複習，以避免用藥錯誤的狀況發生。

貳 正確用藥

一 ｜ 自我健康照護

　　許多人的觀念認為，只要是生病，就應該到大醫院掛號看診。其實為了讓醫療資源能做最有效的利用，民眾應該謹慎評估當下的症狀是否有需要直接到大醫院就診。若是身體僅有輕微不適，譬如一般感冒、腸胃不適或是疼痛，可以先到住家附近的社區藥局，請藥師協助。藥師會視病情指示民眾購買指示藥或是成藥來緩解症狀，如此可免除到大醫院排隊掛號看診的辛苦，也能更快緩解症狀。

　　但若民眾的病情並不是指示藥可以解決，或需要做更進一步檢查才能確定病因，藥師亦會幫忙轉介病人到附近的醫療院所就診，以免耽誤病情診治。以此分流的方式使用醫療資源，對病人來說能使症狀的緩解更有效率，也不會過度浪費醫療資源，還能大幅減少目前大醫院醫療人員的過度負荷情況。

二 ｜ 正確用藥五大核心能力

能力一、做身體的主人

　　每個人都必須為自己的身體健康負責，因此平時就應該多多留意跟健康相關的資訊，像何時開始施打流感疫苗等等。我們可以多多利用政府開發的健康存摺，會有何時該洗牙，或是做子宮頸抹片檢查的溫馨小提醒。

　　除此之外，由於坊間有許多令人眼花撩亂的保健食品推銷，民眾在下單購買前，應該對品質做謹慎的調查分析，再來決定是否要購買，以保障自己的身體健

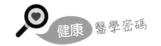

康。若是症狀很嚴重，千萬不要自行依賴保健食品或是成藥、指示藥來解決，應該立刻就醫讓醫師做詳細的檢查和鑑別診斷。若有需要長期使用某些保健食品或是成藥，更需要在請教醫師或藥師後，謹慎評估再使用，以免在無形中傷害自己的身體。民眾若是有跟藥物相關的各種問題，除了醫師之外，也可以就近詢問住家附近社區藥局的第一線執業藥師，由專業人員來解說和評估，才會對民眾的用藥安全有保障。

能力二、清楚表達自己的身體狀況

不論是到醫院或診所看診，都要提供給醫師詳細的自身相關資訊，以幫助醫師做最正確的決策。比方說，目前你能觀察到的症狀是什麼、發生多久了；有沒有其他疾病、過去特殊的疾病史、對特定藥物或食物過敏情況；目前是否在備孕中、目前是否已懷孕、目前是否正在哺餵母乳——許多人會以為只有女生需要注意這一點，但其實很多藥物也會影響到男性精子的狀況，所以不論男生女生都應該在看診時告訴醫師是否正在備孕；若目前從事的工作是需要十分專心的工作，譬如說開車或操作機械等等，或是隔天要考試的學生，都需要跟醫師說明，以免醫師開立會造成嗜睡的藥物；目前是否正在常規性服用藥品或是保健食品，因為不論是食物還是藥物，都有可能會發生藥物與藥物之間的交互作用，或是藥物與食物之間的交互作用。上述這些資訊，都能幫助醫師更了解你，特別是在初診的時候，因此，千萬不要覺得不重要，就自行省略不說。

能力三、看清楚藥品標示

藥品資訊會標註在三個地方：藥袋、藥盒、仿單。標準的藥袋理論上應該要有醫療機構或藥局名稱、調劑者姓名（藥師姓名）、調劑年月日、病人資訊（姓名、性別、年齡）、藥品相關資訊（名稱、劑量、數量、用法、警語或副作用）、以及藥局地點。有些藥袋上甚至有藥品的彩色照片，以供民眾領取時，能方便其當場核對。民眾在領到藥物的時候，都應該當場做詳細的檢查，若是有發現問題，立刻在現場跟藥師或是藥物諮詢臺反應，當下馬上解決，以省去後續往返醫療院所的麻煩。若民眾到醫療院所看診，領藥時院方沒有提供詳細的藥品資訊，可要求院方提供，這是民眾就醫的基本權益。

　　藥盒因為空間有限，因此通常會將比較重要的資訊放在外盒（如圖 10-2 所示），包括有效成分及含量、適應症、不得使用族群提醒、藥品分級類別、用法用量、以及最重要的衛福部許可證字號。有的藥盒上面還會印有 QR Code，方便民眾掃描聆聽語音描述的藥品資訊。

　　其中最重要的資訊當屬衛福部許可證字號，民眾可利用本章最後一節提到的藥品資訊查詢平臺——「西藥、醫療器材及化粧品許可證查詢系統」或是「藥掃描 2.0 APP」，隨時查詢手邊的藥品是否為政府許可的合法藥品。

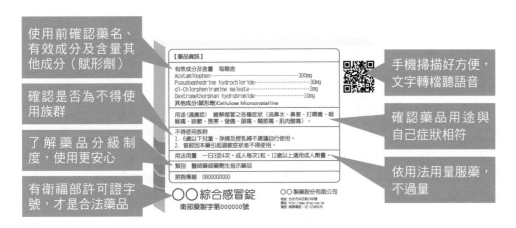

引用來源：衛生福利部食品藥物管理署提供。
圖 10-2　非處方藥品藥盒範例圖

　　放在藥盒內的仿單，其實就是藥品說明書，所有跟盒內藥物相關的資訊，都必須列載在上面，像是成分（包含賦形劑資訊）、用途、用法用量、警語、類別、包裝、儲存條件等等。有的仿單還會將重要的部分以紅框標示，讓民眾可以在使用前快速了解重點，有了危險認知後再使用藥物，提升用藥安全保障。政府也有提供一個可以查詢藥品資訊的管道，是衛生福利部食品藥物管理署的「西藥、醫療器材及化粧品許可證查詢系統」，方便民眾查詢藥品相關資訊，以許可證字號辨別手上的藥物是否是合法的藥品。

　　此外，民眾在打開包裝使用藥物之後，要記得藥袋、藥盒、仿單三者都不要任意丟棄，最好是原包裝恢復原狀後儲存於家中溫度和濕度都適當的環境，以便下次使用時能快速複習藥物資訊，或是防止發生其他人誤用的情況。

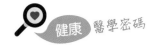

能力四、清楚用藥方法、時間

藥品有各式各樣的劑型，也有相對應的使用方式。發泡劑需要溶於水後再服用，例如維他命 C 發泡錠；懸液劑因為是由固態和液態共同組成，並非完全溶解的藥品，因此，使用前需要先震搖均勻，並使用藥品附上的量杯，依照刻度定量使用；散劑和粒狀藥品是大家最常使用的類型，成人服用時應該搭配溫開水服用，兒童若是食用粉劑，需要倒入溫開水攪拌均勻後，讓藥品溶解再服用；外用皮膚製劑使用的方法大抵上都是均勻薄擦於患部。

服用時間依照各個藥品的不同，大略上有一天一次、一天二次、一天三次、一天四次、需要時使用這些類型。若是一天一次，像是高血壓藥物，請於每天固定同一時間服用，盡量避免一天早一天晚的情況；一天二次服用的藥品，大概可安排在早餐、晚餐時段使用；一天三次則是配合一日三餐最不會忘記；若是一天四次，則再加上睡前服用；另外有一些藥品，是症狀出現的時候再使用即可，例如止痛藥或是退燒藥品。其實在各種用藥族群中，老人家是最容易發生藥物服用時間問題的一類。因為人類身體隨著年老而衰退老化，有時候免不了需要到不同西醫科別就診，甚至是不同醫療院所就診，醫師開立的藥物五花八門，服用頻次、時間也很複雜，更不用說有些老人家還會去看中醫吃中藥，或是自己有定期服用保健食品等等。針對這樣就醫高診次且用藥複雜的族群，首先建議家人可帶老人家到醫院的老人用藥整合門診做用藥整合，藉由照會各科別醫師、藥師、營養師、治療師以及護理師等等，可針對老人家的狀況做地毯式的用藥檢討，簡化、整併或是刪除重複用藥，並對個案提出整體醫療總建議。

若是藥物整合後，老人家需要使用的藥物品項還是多且複雜的話，建議家人幫忙買一個大藥盒，裡面有許多小格子，可區分一週七天以及早上、中午、晚上、睡前等時段。幫忙老人家把藥物分裝放到相對應的格子裡，飯前飯後各一格，這樣就不會搞混，分裝後記得再請另一人檢查，以免錯放造成用藥錯誤。分裝的時候最好是保留原包裝，比如說用剪刀把整排膠囊分裝成十份，不要把膠囊一個一個都剝出來，以免不同藥物混在一起的時候無法辨識。最後，記得要幫老人家設定相對應的鬧鐘，養成他們聽到鬧鈴就去查看藥盒的習慣，如此一來，不僅可以確保藥物的使用不誤點，也能方便家人了解老人家每日的用藥狀況。

能力五、與醫師、藥師做朋友

臺灣的社區藥局林立，對民眾來說是非常方便的用藥諮詢管道。生病的時候找醫師看診，有用藥相關問題都可以詢問藥師——社區藥局的藥師在執業時需要配戴執業執照（如圖 10-3 所示），並定期參與持續教育以持續精進自己的專業。因此，大家不妨到住家附近認識一兩位社區藥局的藥師，他們也會是醫療或用藥相關的正確資訊來源喔！

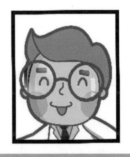

執業執照

藥師
藥博士

執業應更新日期：116/06/01

執業場所：○○大藥局 <02XXXXXXXX>

引用來源：衛生福利部食品藥物管理署提供。

圖 10-3　藥師執業執照範例圖

 三｜忘記服藥怎麼辦？

有時候我們不免會不小心忘記吃藥，這時候應該怎麼做呢？如果是一般的藥品，例如感冒藥物，可以由以下的原則來判斷。若是這項藥品一天要吃兩次，早上 8 點和晚上 8 點各一次，那麼給藥時間中點就是下午 2 點。若是早上 8 點那一次忘記服用，在下午 2 點前想起來的話，這時可以補吃；若是在下午 2 點後才想起來的話，就不用補吃了，直接等到晚上 8 點服用下一劑。另外要特別注意的是，補服的時候使用正常劑量即可，千萬不要服用雙倍的劑量（如圖 10-4 所示）。若是藥品較為特殊，例如會影響到內分泌的類固醇、荷爾蒙製劑、降血糖藥物等等，請不要使用上述的原則判斷，應該要諮詢醫師或藥師，確認方式後再進行補服，以避免不可預期的反應。

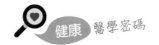

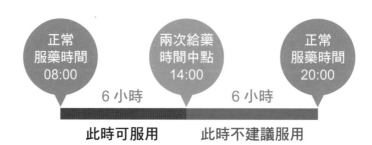

| 正常服藥時間 08:00 | | 兩次給藥時間中點 14:00 | | 正常服藥時間 20:00 |

引用來源：衛生福利部食品藥物管理署提供。

圖 10-4　忘記服藥的處理方式舉例

　　曾有民眾反應，為了定時服藥，反而讓他們的生活作息變正常了，因為有許多藥物是需要飯後服用的，間接讓平時三餐不定時的人會花時間關心自己好好吃飯好好吃藥。但也有民眾反應，他們本來飲食習慣就比較特殊，不是一般的一日三餐，遇到需要飯後使用的藥物很困擾，其實所謂的飯後，不一定是指完整的午餐或晚餐，只要有食用一些食物，就算是用餐了，所以胃容量比較小的民眾也無須擔心。

四｜常用藥品正確使用原則

　　服用藥物對大家來說，可能是稀鬆平常，覺得再簡單也不過了。但是，日常生活中有許多常見的錯誤用藥觀念，在這邊舉幾個例子。

Q. 吃綜合感冒藥可以預防感冒嗎？

　　有許多人會因為不喜歡感冒的過程，在他認為快要感冒的時候，就預先使用綜合感冒藥物。這樣其實充滿風險，因為綜合感冒藥含有多種成分，譬如止咳、化痰、緩解鼻充血等等，若是此人在沒有症狀的情況下服用，其實對他完全沒有幫助。綜合感冒藥基本上僅能緩解症狀，並不具備預防的效果，要預防感冒的話還是吃好、睡好、多穿點比較實際。而且很多人是全家共用一盒綜合感冒藥，或是一盒綜合感冒藥用了好幾年，緊急情況下完全沒看有效期限就吃了，吃到過期的藥物不但沒有效果還可能會傷身。

Q. 不管是身上哪裡在痛，通通吃止痛藥一藥到底？

止痛藥雖然取得方便，但不代表可以隨便亂吃。有些人可能會自行判斷症狀，覺得非常痛就一次吃三顆乙醯胺酚（Acetaminophen），希望可以趕快緩解，但這是非常危險的行為。因為乙醯胺酚（Acetaminophen）在成人的每日上限劑量是八顆，而且一次只能服用一顆，4-6 小時後才能服用下一顆，上述一口氣服用三顆的行為，已經在無形中傷害到肝臟。而且若是平時已經酗酒成癮的民眾，肝功能已經有受損，所以乙醯胺酚（Acetaminophen）的上限劑量也不是像一般人可以一天八顆，若是自己遇到疼痛的情況就隨意服用藥物，比肝功能正常的人更危險。

Q. 聽說吃西藥會傷胃，不管吃什麼藥，都要請醫師加開胃藥？

這也是非常常見的一種誤解，甚至養成了民眾常態性要求醫師加一顆胃藥的現象。通常醫師加開的胃藥是制酸劑，若是常態性服用，會提升胃內的酸鹼值，使胃酸變少──如此一來不僅腸胃細菌有可能失衡過度生長，若是一起服用的是腸衣錠劑型，更可能因為胃部環境酸鹼值的改變，而提前在胃崩解。許多民眾甚至會在家中自備胃散或胃藥，覺得不舒服的時候就自行判斷使用，若是頻次太高，建議民眾就醫找出胃常常不舒服的原因，因為自行服用胃藥只是治標不治本。

其實政府有為常用藥品正確使用原則設計了好記的「五要五不」口訣，分別是：要知風險、要看標示、要告病況、要遵醫囑、要問藥師以及不過量、不併用、不長期、不刺激、不亂買，供民眾在購買及使用藥物時，做判斷的準則。

五｜藥品儲存及廢棄藥品處理

正確的藥品保存方式必須包含以下三大項要點。

1. 避免陽光直射或濕熱環境。大部分的藥物其實都是放置室溫即可，若是真的需要冷藏，領藥的時候藥師一定會特別告知，藥袋藥罐上也會特別標示。像是胃乳其實不需要冷藏，但是民眾常常拿到液態藥物，就覺得放進冰箱可以延長有效期限，其實這是錯誤的觀念。

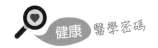
2. 存放在兒童不易取得的地方。因為藥物通常都設計得十分鮮艷，有可能會引起小朋友的好奇拿來嘗試，因此最好是可以放在比較高或是上鎖的地方，增加兒童的取得難度。

3. 保持藥品原包裝完整，保留藥袋或說明書，不要分裝。藥品使用後，最好連同原本的包裝一起收納，以免不同藥物放在一起互相搞混。建議民眾可以在家裡找個固定的位置放置藥品，像防潮箱是個很好的藥品儲存場所，可以上鎖防止兒童拿取，也比較不會讓藥品受潮而軟化變質。

另外，要定期檢查家裡的藥品有沒有過期，和逃生包和急救箱一樣，藥品儲藏櫃也需要設定時間汰舊換新，像眼藥水這樣的藥品，打開一個月之後，就算沒有用完也需要丟棄換新，因此建議開瓶時，就把當天的時間和該丟棄的時間直接寫在瓶身上，並設定行事曆提醒，這樣就不會誤用到已經過期的藥物。此外，藥膏也是很常被放到過期還繼續使用的藥物，有的藥膏質地、外觀和顏色都已經產生變化，但因為情況緊急，民眾還是拿來使用，是非常危險的用藥行為——定期檢查更換藥品可以避免這樣的情形一再發生。

若是藥品沒有使用完畢，要怎麼處理呢？最常看到的錯誤丟棄方式就是把液體狀藥品亂倒馬桶和水槽，這些化學藥品隨意傾倒會影響水資源。最正確的丟棄藥品方式其實是丟垃圾車，集中到焚化爐焚燒。大家可以準備一個大夾鏈袋，把所有藥品（包含固體和液體劑型）全部倒進去，若是液體太多，可以額外使用會吸水的茶葉、咖啡渣或是擦手紙混合。之後密封此夾鏈袋，再跟一般垃圾一起丟掉即可，藥袋和藥罐則可以丟到資源回收區（如圖 10-5 所示）。

不過若藥物是屬於特殊藥物（如：針劑、抗生素、荷爾蒙藥物、抗腫瘤藥物、管制藥品），不可以直接丟垃圾車，以免傷害到垃圾處理人員或污染環境。這些特殊藥物應該要放回原本的包裝內，帶回原本開立此藥物的醫療院所藥劑部進行回收。

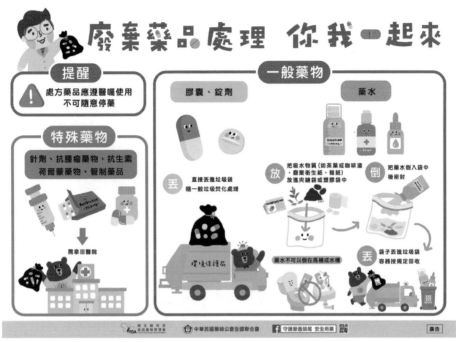

引用來源：衛生福利部食品藥物管理署提供。

圖 10-5 一般過期藥物廢棄處理方式

參 認識藥害

一 | 預防嚴重藥害，掌握過敏六前兆

在任何情況下服用藥物都必須要謹慎，使用前先看清楚說明，服用後記得要觀察身體的反應。每個人的先天體質不同，醫師也沒有辦法事先知道你的身體適不適合使用某些藥品。雖然藥品在上市前，都有做過三期人體臨床試驗，但有時候還是會發生不可預期的情況。因此，服用藥物後（尤其第一次使用時），請仔細觀察自己是否有皮膚紅疹、口腔潰瘍、喉嚨痛、眼睛紅腫灼熱、嘴唇腫、或是發燒等等異常的狀況（如圖 10-6 所示），這些都是藥物過敏的早期前兆，千萬不能輕忽。

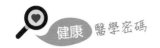

若是你過去曾經發生過藥物過敏，請把這些相關資訊都記下來，最好標註在小紙條貼在健保卡上，這樣之後就醫就不會忘記要告知醫療人員，或是發生意外陷入昏迷狀況時，被送到醫療院所後，也能藉由檢視患者的健保卡，讓醫師避開會引起患者過敏的藥物。其實不論是食物還是藥物過敏，提前告知可以避免許多憾事發生，是民眾可以保衛自己飲食和用藥安全的不二法門。

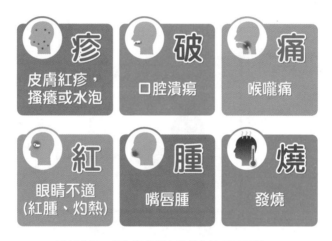

引用來源：衛生福利部食品藥物管理署提供。

圖 10-6　藥物過敏早期症狀自我檢視

♥〰 二｜什麼是藥害救濟

在正當使用合法藥物的情況下，某些人可能因為特殊體質、病情差異等等原因，而導致了難以預期的嚴重副作用。若此副作用嚴重到導致患者嚴重疾病（如住院）、障礙或死亡，可以向藥害救濟基金會申請藥害救濟。經過衛生福利部審議通過之後，受害患者或其家屬可以獲得救濟給付。

♥〰 三｜藥害救濟的申請方式

依據藥害救濟法第十四條規定，藥害救濟之請求權時效為自請求權人知道有藥害之日起三年內。若是導致嚴重疾病，可以由受害人本人或其法定代理人提出申請；若是導致障礙，可於取得身心障礙手冊後，由受害人本人或其法定代理人提出申請；若是不幸導致死亡，則由受害人之法定繼承人提出申請（如表 10-1 所示）。

民眾若是真的遇到需要申請藥害救濟的情況，一定要記得在時限內提出，提出後其實也不是馬上就通過給付，會先由衛生福利部設立的藥害救濟審議委員會，確認這次的藥害原因，若確定與藥物有關，將依照程序救濟給付給民眾或其家屬。

表 10-1　藥害救濟申請類別與資格

給付類別	申請資格
嚴重疾病	由受害人本人或其法定代理人提出申請
障礙	取得身心障礙手冊，由受害人本人或其法定代理人提出申請
死亡	由受害人之法定繼承人提出申請

引用來源：衛生福利部食品藥物管理署。

肆　常見的家庭用藥與迷思

Q1. 如何分辨臺灣的合格保健食品？

保健食品指的是具有保健功效，用以補充人體缺乏的營養素，通常可以增進健康、減少疾病危害風險。不過要注意的是，保健食品並不具有治療或矯正人類疾病的醫療效能，因此坊間過度渲染其效果的保健食品，請民眾務必謹慎判斷後再購買。對於臺灣廠商製作的合格保健食品，衛生福利部會在審查之後給予廠商合格的保健食品標章，包括「健食字號」和「健食規字號」兩種，民眾在購買時可以認明此標章，放心選購。另外要提醒民眾，絕對不可使用保健食品來代替治療的處方藥物，許多民眾自行判斷停用處方藥物改用保健食品後，反而使病情加重，得不償失。

若是真的有需要使用保健食品，可以帶保健食品的資訊或是產品在門診時與負責醫師討論，由醫師幫忙判斷當時的病況是否適合使用。電臺或是網路販售的保健食品，常被查出實品與標示不符、錠劑品質不良或是哄抬價格的情況，因此民眾在選購下單前一定要睜大眼睛看清楚，有政府核准的小綠人標章產品至少有國家查驗把關，品質會較有保障。若是民眾自行出國攜帶回來的保健食品，在使

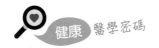

用上發生問題的話，可能求償無門，因此不論自行購買使用或是贈送親朋好友，都要謹慎判斷再決定。

Q2. 藥品磨成粉吸收會更快？

不是每一種藥品都適合磨粉，某些藥品有特殊設計，譬如說包上一層膜衣，磨粉之後就失去當初包膜衣的效果；又或是有些藥品味道不佳，有較強的刺激性，磨粉之後可能會傷害口腔黏膜或是胃腸道，或甚至是在服用時造成嗆到的情況。再加上磨粉後，接觸面積增加，雖然立刻服用可能吸收會更快，但如果沒有立刻使用，而是分包保存的話，粉狀藥物十分容易受潮而變質。

若小朋友尚未建立吞藥錠能力，或是長者吞嚥能力退化，可以請醫師或藥師協助判斷藥品是否適合磨粉，或請醫師開立其他劑型的藥品（像是糖漿或小兒專用溶液劑等等）。

Q3. 維士比是飲料？

電視廣告常常出現的保力達B或維士比，其實是含有酒精的內服液劑，是藥事法規定的「指示藥品」，並不是一般的提神飲料喔。因為屬於指示藥品，因此依法只能在有藥師或藥劑生駐店的藥局販售，民眾理論上無法在一般超商、檳榔攤或是雜貨店買到，違反規定的話會觸犯藥事法。而且若是民眾在購買後立即服用，再騎車或開車的話，這種情況等於是酒駕，會影響到自己及他人的生命安危，若是服用後再去工作，也會影響到個人精神及工作品質，因此這類指示藥品的使用時機和頻次千萬要謹慎評估。

此外，這類藥品含有酒精，有些人因為長期服用成癮戒不掉，甚至越喝越大量而不自覺，若是民眾家中有親人是屬於這樣的情況，可以適時關心一下喔！

Q4. 抗生素跟消炎藥的區別是什麼？

消炎藥是指抗發炎解熱的止痛藥，抗生素則是抑制或殺死細菌等微生物的藥品，兩者屬性完全不同，千萬不要搞混。以前的年代，這兩者常被長輩混為一談，因為許多感染症都有發炎的情況，抗生素療程用下去之後，發炎狀況也好了一大半，因此讓許多人誤會抗生素可以消炎──其實抗生素完全沒有消

炎的機轉，並非消炎藥。醫師若開立抗生素，請務必一定要遵照指示服用完整個療程，以避免細菌抗藥性發生，之後更難處理。

絕大部分的抗生素都需要經過腎臟來進行代謝排除，但是一般腎功能正常的病人遵醫囑服用抗生素，造成腎臟損傷的狀況並不常見，因此不用因為擔心會傷腎，就自行判斷不使用或是停藥，若是因為停藥影響到感染症的治療，反而會使病程加重，造成患者後續的不適。

Q5. 牛奶配藥吃最顧胃？

牛奶中含有鈣、鎂、鐵等元素，會與某些藥品形成不溶性鹽類，會降低藥品吸收而影響療效。除此之外，若是服用腸衣錠類型的藥品，和牛奶併用的話，因為牛奶會影響到胃腸道的酸鹼值，會導致腸衣錠提早在胃中溶解，導致藥品失效。因此，不論服用什麼藥品，吃藥配白開水是最佳的選擇，應該避免以其他的飲料（像是茶、咖啡、果汁、酒、牛奶、豆漿等等）來搭配藥品使用，像是咖啡中含有咖啡因，咖啡因屬於中樞神經興奮劑，會跟一些藥物產生藥物交互作用，所以最好避免以茶或咖啡配藥吃。

小朋友服用糖漿之類的含糖藥品後，更要多喝一些水，以免糖漿殘留在口腔中，造成蛀牙，水也可將藥品盡可能帶到胃腸道，防止殘留在食道的情況發生。

Q6. 吃綜合感冒藥來緩解經痛？

綜合感冒藥顧名思義，通常合併含有多種的藥品成分，用以緩解咳嗽、鼻塞、喉嚨痛、疼痛等多種感冒症狀。不過其中通常僅有一種成分具有止痛效果，其他成分經痛患者並不需要，可能會對身體造成額外負擔。因此，若是經痛需要服用藥物緩解，請使用單一成分的止痛藥即可，沒有必要吃到綜合感冒藥這種複方產品。更重要的是，身體若有異狀或病痛應至各醫療院所接受醫師診治，依指示服藥，勿自行增加劑量或同時服用兩種以上的止痛藥，以免在無形之中傷害身體而不自知。

如果是每個月都需要依賴止痛藥來緩解經痛的女性，建議到醫療院所就診找出背後的原因，使用止痛藥治標不治本，而且若停經前都需要這種方式止痛，吃下的止痛藥物數量會相當可觀，長此以往對身體健康來說實在不是一件好事。

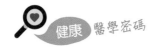

Q7. 止痛貼布貼越久越有效？

一般的止痛貼布使用時間大約是 4-6 小時，藥物就已經從貼布釋放完畢，因此貼過久不會有更長的作用時間，反而容易導致皮膚搔癢、起紅疹或是撕不下來硬扯導致皮膚受傷等狀況。若是還需要止痛治療，必須把舊的移除，讓皮膚休息一下後，再貼上新的貼布。

止痛貼布建議於患部清潔後或洗澡後使用，因為洗澡後的肌膚角質層較薄且軟，可使藥品達到最好的效果，而且若皮膚上有肉眼可見的髒汙，會影響到貼布中藥物的釋放，請一定要將皮膚清潔乾淨再使用。若是民眾使用某廠牌的貼布會過敏不舒服的話，可以考慮更換成別廠牌同一藥物成分的產品，因為每個廠牌會使用的貼布材料不一樣，民眾可依照自己的皮膚狀況做選擇。

Q8. 介紹安眠藥給朋友是不是違法？

安眠藥物屬於需要醫師開立處方的管制藥品，如果有睡眠問題，應該先到醫療院所就診，由醫師判斷是否需要使用。任意介紹安眠藥物給親朋好友，不但有可能無法幫助他們，還會觸犯法律。民眾應該要了解，每個人的器官功能、疾病狀態、療效反應、體質都不同，因此家人朋友之間分享藥物是不正確的做法。不論是屬於管制藥品的安眠藥，還是一般處方藥物，盡可能專人專用，不要跟其他人共用藥品。家中藥品的貯藏可以用人來區分，以避免拿錯的情況發生。

伍 正確用藥宣導資源

一 | 西藥、醫療器材及化粧品許可證查詢系統

衛生福利部食品藥物管理署有建立「西藥、醫療器材及化粧品許可證查詢系統」（網址：http://www.fda.gov.tw/MLMS/H0001.aspx），供民眾查詢相關資訊。一般人皆可以按照藥盒上標示的藥品許可證字號，查詢此藥物是否為合法的藥品；或是輸入中文品名查詢所有可能的藥品品項資訊。

這裡舉常用的止痛退燒藥物乙醯胺酚（Acetaminophen）為例，輸入成分後，可以看到有許多筆資料，有些許可證字號還在有效期間內，有些則已經過

期，顯示「已註銷」。任意點進其中一筆資料，可以看到許可證的詳細內容，包括發證日期和有效日期、許可證種類、中文和英文品名、適應症、劑型、包裝、藥品類別、主成分略述等等項目。在「藥物外觀」分頁，還可以進一步看到幫助辨識藥物的資料和圖片，包括顏色、外觀尺寸、特殊氣味、形狀等資訊，有些還會附上比例尺的藥物正反面照片。在「仿單／外盒資料」分頁，可以查詢到此藥物的仿單（藥品說明書）電子檔，以及藥品外盒的照片，通常若該藥物符合藥害救濟資格的話，外盒上會有紅色愛心圖示，標示其「適用藥害救濟制度」。

❤ 二 ｜ 藥掃描 2.0 APP 介紹

上述的許可證查詢系統，其實也有手機或平板適用的 APP 版本，叫做「藥掃描 2.0」。裡面有六個主要功能。

android QR code | ios QR code

藥掃描	讓民眾可以輕鬆地藉由掃描藥盒上的條碼，查詢藥品相關資訊
嚴重疾病	與前面介紹的「西藥、醫療器材及化妝品許可證查詢系統」網站一模一樣，可以自行輸入資訊查詢
食藥新聞	會定期更新與食品和藥物相關的最新資訊，供民眾了解並提高警覺
闢謠 Q&A	收錄許多民眾來信到政府信箱詢問的用藥相關問題，很多都是觀念錯誤的迷思，因此特別開闢一個專區，澄清並告知民眾正確的觀念。像是前陣子因為新型冠狀肺炎COVID-19的大流行，很多民眾問了許多跟新冠病毒有關的偏方或是迷思，政府有請專家來闢謠，以避免民眾因為不當的防疫觀念受害
一定藥知道	專區提供衛教海報，供民眾快速、清楚了解正確用藥觀念
定位找藥局	提供藥局地圖，方便民眾即時依照目前位置，尋找附近的藥局資訊

這六大項功能都會定期更新，大家不妨將此 APP 下載到手機，以便有需要的時候可以使用。

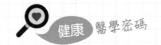

參考資料

一、書籍

- 財團法人中華景康藥學基金會（2010），《用藥安全手冊：600題醫藥常識快問快答》。臺北市：馥林文化。
- 衛生福利部食品藥物管理署（2016），《用藥安全手冊》。臺北市：衛生福利部食品藥物管理署。

二、資訊網站

- 衛生福利部食品藥物管理署。網址：https://www.fda.gov.tw/TC/index.aspx。

Chapter 11

經絡與穴道按摩

　　隨著科技進步與生活步調加速，人們承受的工作壓力也越來越大；日常生活的作息失衡，身體姿勢不良、飲食營養不均衡、缺乏運動與久坐、加上年齡老化，身心不適的症狀與疾病也就隨之而來。現今的醫療目標主要是「預防勝於治療」，這也是中醫「未病先防，已病防變，既病防復發」的概念。而人體的經絡如水流，打通後身體會自然舒暢體健，平時可利用經絡按摩方式來降低罹病機率，或自我療癒已形成之疾病，讓身心擁有真正的健康，提升生活品質。

李政哲

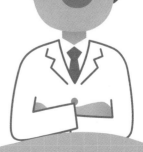

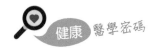

壹 淺談按摩

一 | 按摩的由來

按摩，又稱「推拿」，由來可追溯至遠古人類時期，因當時生產力非常低，生存條件又非常簡陋，為了求生存，必然要從事勞動，需與各種自然因素抗爭，亦要面臨各種傷害和疾病。當人們受傷或患病後，可能先是出於身體本能的保護性反應，會用手撫摸或揉按疼痛部位；或伸展活動與敲打疼痛的肢體；或通過摩擦身體產熱以抵抗寒冷等。反覆體驗操作之後，使原先本能上或無意識的動作變成有目的的行為、或藉由他人協助而逐漸固定的特殊療癒方法，使得按摩行為由此產生。商代殷墟出土的甲骨文卜辭中可發現早在公元前 14 世紀，就有「按摩」的文字記載。春秋戰國時期中，諸子百家中的《莊子》、《老子》、《荀子》、《墨子》等著作也提到鍛鍊及自我按摩的方法。《周禮疏》的文獻中也說明按摩在臨床應用中的重要作用。

二 | 按摩的特點

按摩是一種簡單易行且在施作時不需特殊設備的輔助療法；也是療效顯著，無副作用、經濟且實惠的自癒方式。日常生活中有許多不同的健康養生館提供全身或腳底按摩，來幫助了解自身的身體狀態以及促進自己的健康。此外，中醫診療上也可透過腳底按摩（足部按摩）的方式來看出身體哪裡可能有問題，讓求診者後續可至特定分科作詳細檢查。

雙腳的腳底是身體臟器的反射區，依據左右腳之合併起來的相對應器官，可作為身體臟器位置的縮影；而腳背肌肉則主要對應身體從上到下的淋巴系統反射區，如圖 11-1 所示。

三 | 按摩的好處

一般而言，一個人選擇按摩作為輔助治療，也多是因為按摩具有維持身體健康以及改變身體機能的效果，以下舉例說明幾個施作按摩後可產生的好處。

1. 治療失眠

失眠是指因壓力或其他因素而導致的一種很難入睡，入睡後容易清醒，又或是兩者兼具的情形，對於身體健康會產生極大的影響；失眠也可能是一種慢性疾病，讓人們即使在想睡時，也沒辦法入睡。失眠的人常在醒來時覺得疲倦，會間接影響白天的工作效率。按壓神門穴、內關穴、太衝穴或湧泉穴等穴位，是已知可以治療失眠的方式。

2. 緩解壓力

科技快速發達與生活步調緊湊的日常生活中，常有莫名的壓力形成，急性的壓力可以幫助刺激身體的日常功能反應；但若長期累積，形成所謂的慢性壓力，則會對身體生理機能造成破壞，像是自律神經失衡、內分泌系統失調、過度發炎的組織器官導致細胞癌化進而罹患癌症、過度破壞大腦神經系統使個體產生精神疾病，例如憂鬱症、焦慮症等。

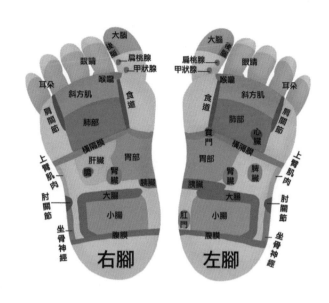

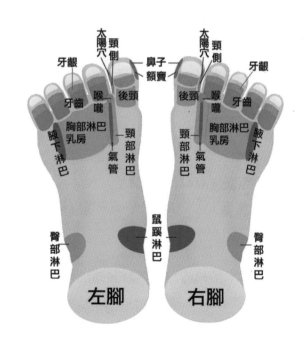

圖 11-1　腳是身體臟器的反射區

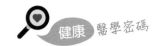

透過按摩不但有助於睡眠改善，使精神飽足，讓生活恢復規律，改善體內五臟六腑的失衡，幫助食慾增加，提高工作效率，更能避免因長期壓力而引起的身心危險因子與疾病的發生。

3. 防癌排毒

癌症已蟬聯十大死因之首多年，令許多人聞癌色變，而在癌症發生前可能也與身體本身的新陳代謝失調或是體內毒素過度累積有關。透過適當地按摩可以促進血液循環，搭配合宜的穴位按壓亦可增強體內廢物料與毒素的排泄，像是腎臟功能的改善，再飲水補充水分，讓新陳代謝趨於正常狀態。

其中，如位於人體頭頂上的百會穴（督脈），能促進身體陽氣的提升，增強新陳代謝循環；胸前兩乳頭間中線的膻中穴（任脈），可改善氣滯血瘀，具疏肝理氣之功效；膝蓋骨內側邊緣往上三指橫寬之血海穴（脾經）的按壓也有助於氣血循環，幫助排毒。

4. 養顏美容

臉部及五官的狀態會顯示出個人的健康狀況，若體內毒素堆積過多，則易產生皮膚角質老化及黯沉。透過按摩可幫助體內大量的毒素排出，可使臉部白淨而光滑，讓臉部重新綻放耀人的光彩；此外，足底按摩的方式亦有消除青春痘的效果。

5. 經濟實用可代替藥物

部分病患使用或搭配按摩後，可以使患者的精神振奮；也可使其平靜，達到鎮靜劑的作用。

6. 有利於改善循環系統和新陳代謝

對一般慢性病或身體虛弱的患者，可作為較安全可靠的輔助療法來改善體質。

7. 增強小兒體質，提升免疫力

幫助尚未成年個體之生理時鐘的平穩規律，減少生病頻率；減緩因長牙、鼻

塞、腹脹及情緒所帶來的不適;增進血液循環、神經系統成熟及感覺統合功能協調;強化呼吸與消化系統,達到預防保健的作用。例如,2000 年 4 月臺大醫院發表的嬰幼兒接受按摩的報告指出,有按摩的嬰幼兒相對於沒有按摩的嬰幼兒,其成長狀態可增加 40%。

8. 根據身體上的穴位,可以針對性的按摩而改善體質

對於較複雜之疾病,可配合針灸及藥物治療。亦能透過了解自己身體的情況,輔以按摩去達成更好的治療。平常多了解一些健康養生的知識,就能避免疾病和藥物的困擾,減輕身體的負擔。

四 按摩的手法

在中醫等傳統醫療行為的延伸下,以治療保健為目的,用手或其他身體部位進行按摩,在身體的某些部位或穴位進行操作的方式,其分類可依按摩動作方式、根據手法作用或是操作過程等區分。大致上,操作過程常使用的按摩手法有按、摩、推、拿、揉、拍、叩、抖、點穴等方式。在按摩過程中基本要求面向是持久、力道、均勻、柔和。為避免造成傷害,對於力道掌控以及適時使用按摩輔具或以精油協助調和基本手法的運用是必須的。

貳 經絡理論與系統簡介

一 何謂經絡(meridian)?

中醫在臨床治療上常運用經絡理論來診斷及治療疾病,經絡穴位理論早於春秋戰國時代就已經有文獻記載,與現今中醫的診治、針灸治療之發展等息息相關。「經」有「徑」之意思,如路徑可通達身體各處,是直行之幹線;「絡」有「網」之意思,即縱橫連結之網路,是橫出的旁枝;此網絡可將人體的上下、左右、前後、內外等方位連結,進而將五臟(心、肝、脾、肺、腎)、六腑(膽、胃、大腸、小腸、膀胱、三焦)、頭、面、軀幹、四肢等連繫起來,進而引導全身細胞生理的作用。

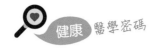

💓 二 | 經絡的命名

　　包括十二經脈、奇經八脈、十二經別、十二經筋、十五絡，及許多絡脈和孫絡脈等總稱之名。其中，正經十二經脈為氣血運行的主要通道。內含三陽、三陰脈，與手、足搭配，命名為手太陰肺經、手陽明大腸經、足陽明胃經、足太陰脾經、手少陰心經、手太陽小腸經、足太陽膀胱經、足少陰腎經、手厥陰心包經、手少陽三焦經、足少陽膽經、足厥陰肝經。使得體內臟腑、陰陽經脈均具有表裡相互配對的方式。

　　古人將時間劃分為十二時辰，人體內有十二經絡，十二時辰與十二經絡相互對應搭配，不同時辰對應不同的經絡，來進行身體的養生保健，以達促進身心健康之最大功效。

💓 三 | 十二經絡與各組織器官的連帶關係

- 寅時（3 至 5 點）為肺經時辰，與呼吸系統、甲狀腺、皮膚等的保養有關；
- 卯時（5 至 7 點）為大腸經時辰，與呼吸道（鼻、咽喉）、皮膚、結腸、直腸等的保養有關；
- 辰時（7 至 9 點）為胃經時辰，與胃、乳腺、膝關節等的保養有關；
- 巳時（9 至 11 點）為脾經時辰，與免疫、內分泌和肌肉系統等的保養有關；
- 午時（11 至 13 點）為心經時辰，與心臟、血管、大腦等的保養有關；
- 未時（13 至 15 點）為小腸經時辰，與十二指腸、空腸、迴腸、肩關節等的保養有關；
- 申時（15 至 17 點）為膀胱經時辰，與脊椎、泌尿系統、子宮、關節等的保養有關；
- 酉時（17 至 19 點）為腎經時辰，與生殖系統、泌尿系統、大腦、耳部、骨骼系統等的保養有關；
- 戌時（19 至 21 點）為心包經時辰，亦與心臟、血管等的保養有關；
- 亥時（21 至 23 點）為三焦經時辰，與淋巴系統（炎症）的保養有關；

- 子時（23 至 1 點）為膽經時辰，與膽囊、膽道、神經系統、微血管等的保養有關；
- 丑時（1 至 3 點）為肝經時辰，與肝臟、眼睛、生殖器、神經系統、肌腱、韌帶等的保養有關。

四 | 十二經脈的流注

氣血在十二經脈內流動不息，於體內循環灌注，從「寅時」的「手太陰肺經」開始，依序流至最終的「丑時」之「足厥陰肝經」，再回流至「手太陰肺經」。構成一個「陰陽相貫，如環無端」的概念循環，相互連接的十二經脈之整體循行系統。

經絡的循行順序為：手太陰肺經→手陽明大腸經→足陽明胃經→足太陰脾經→手少陰心經→手太陽小腸經→足太陽膀胱經→足少陰腎經→手厥陰心包經→手少陽三焦經→足少陽膽經→足厥陰肝經→手太陰肺經的重複持續相連循環，如圖11-2 所示。

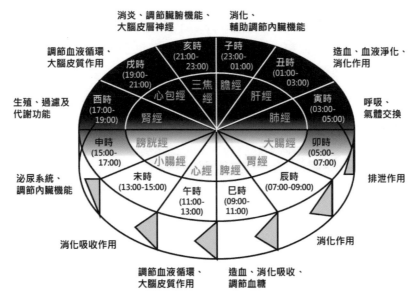

圖 11-2　十二經絡之流注與各組織器官的連帶關係

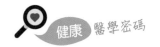

 五│經絡阻塞

飲食失衡、運動傷害、生活作息不正常、心情的影響均有可能導致經絡阻塞，使體內無法有效運行經絡的循環，進而對身體產生不同程度之影響，如較輕微阻塞時會引起肩頸痠痛、雙腳沉重感無法施力、身體水腫之現象；中等程度的阻塞則會導致脾氣易怒、情緒不穩、喜愛抱怨、甚至暴飲暴食、常有疲倦感等；而嚴重之經絡阻塞可能導致免疫系統的失調、精神疾病的產生。

參 穴位（道）介紹

一│穴位是什麼？

中醫對於穴位的解釋是人體臟腑經絡之氣血輸注於體表的特殊部位。穴位指的是某一部位，連通人體臟腑經絡，有氣血輸注的空間區域。在針灸治療上若以針刺入皮膚之後，要進行提插捻轉的動作，所獲得氣之後的位置，才是被認為要取的穴位（acupuncture point）。

在命名上分為十四經穴、奇穴、阿是穴三類。而被稱為十四經穴是指歸屬於十二正經之經絡上的腧穴和任、督二脈的腧穴，在每個穴位均有確切的定位、名稱、功能主治，被簡稱「經穴」，如涌泉穴、百會穴等。經穴是腧穴的主要部分，在清代針灸學家李學川彙集歷代針灸文獻，編寫出《針灸逢源》，其中提到人體有 361 個穴位，而位屬於同一經絡之穴位，往往有一致性的治療效果。

二│穴位功能之範例

針對在日常生活中會產生的身體不適之狀況，舉例按摩以下穴位來緩解之。

1. 頭部穴位

百會穴：屬於督脈上的穴位，位處全身百脈聚集的交會處，人體所有的經脈都在此穴位處匯流，被認為是對身體所有疾病均有療效的穴位。穴位按壓之後具有舒緩疼痛的效果。

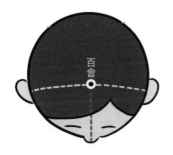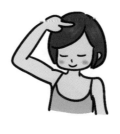

風池穴：屬於足少陽膽經上的穴位，「風」指的是會入侵人體的風邪；「池」指的是儲水用的窪地或是凹陷處。本穴位在枕骨下方的兩側凹陷處，是風邪蓄積的處所。穴位按壓之後可以治療感冒與頭痛。

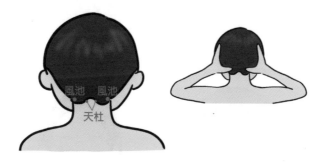

2. 五官穴位

攢竹穴：屬於足太陽膀胱經上的穴位，「攢」指的是聚集；「竹」指的是山林之竹。攢竹穴的命名意思是指膀胱經的濕冷水氣由此吸熱上行，具有疏肝、緩解眼睛浮腫及消除疲勞的功效。穴位按壓之後亦可以美化臉部肌膚。

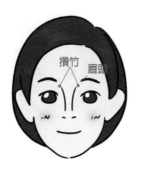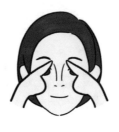

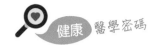

　　睛明穴：屬於足太陽膀胱經上的腧穴，位於目內眥（內眼角）外，鼻樑兩側距內眼角半分的地方。主要治療目視不明，故稱為睛明。臨床上常用按摩此穴位以緩解眼睛疲勞並治療眼部的疾病。

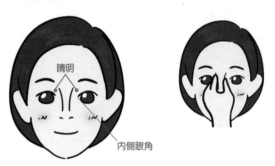

　　承泣穴：屬於足陽明胃經上的穴位，「承」指的是承接；「泣」指的是落淚。本穴在眼睛下方，落淚時之眼淚流下則會被承接住。穴位按壓之後對於治療角膜炎、夜盲、近視眼、青光眼、視神經萎縮，眼輪匝肌痙攣，面部神經麻痺等眼部疾病有效。

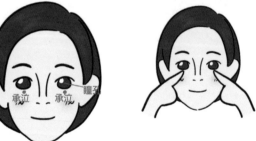

　　承漿穴：屬於任脈上的穴位，位於人體面部唇溝下的正中凹陷處。是手、足陽明，督脈，任脈之經絡交會的穴位。穴位按壓之後具消腫止痛的效果。

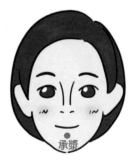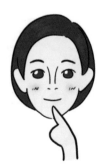

迎香穴：屬於手陽明大腸經上的穴位，本穴對鼻子暢通有功效，可使鼻塞情況得以緩解，嗅出迎面而來的香味。穴位按壓之後可以治療鼻部的疾病。

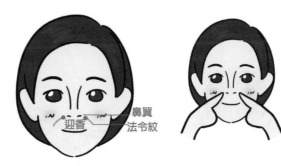

翳風穴：屬於手少陽三焦經上的穴位，「翳」本意指的是羽扇，用作遮掩之解釋。本穴在風池穴前的耳根部，被人體的耳垂所掩蔽。其功效有利頰、聰耳、正口僻（治顏面神經麻痺）。穴位按壓之後可以治療耳朵的疾病。

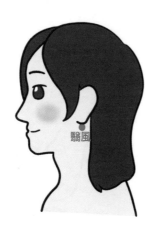
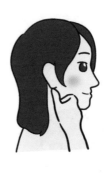

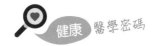

3. 肩頸背部穴位

膏肓穴：屬於足太陽膀胱經上的穴位，所謂的「病入膏肓」是指人病重，無藥可救，代表不好醫治。本穴是人體膀胱經上的一個大穴，在人體後背肩胛骨旁。「膏之下（心臟下部），肓（膈）之上（胸膈膜），針藥所不能及者，此穴是也。」是對此穴的敘述；在穴位按壓之後能治虛損重症，促進血液循環。

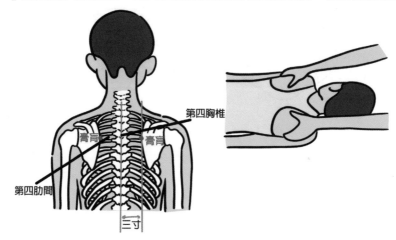

大椎穴：屬於督脈上的穴位，為手、足三陽、督脈等經絡的交會處。脊椎骨以第七頸椎棘突隆起最高，稱為「大椎」，而本穴即因其所在位置而命名。又名「百勞」，意指按壓本穴位之後能補虛治勞，治療落枕及肩頸不適。

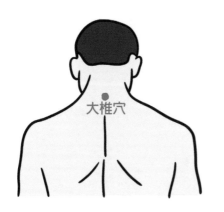

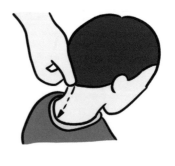

肩井穴：屬於足少陽膽經上的穴位，「肩」指的是肩部，表示本穴在肩部；「井」代表地部孔隙。所以本穴的命名意思是指膽經上部經脈下行而至的地部經水，至本穴後，經水由本穴的地部孔隙流入地之地部。穴位按壓之後可治療肩頸痠痛。

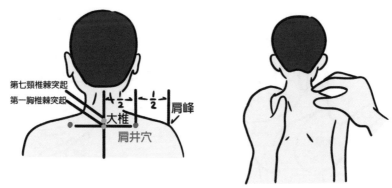

4. 四肢穴位

勞宮穴：屬於手厥陰心包經上的穴位，「勞」指的是勞作；「宮」指的是中央部位。手掌勞於把握，穴居其中。具有瀉心火、清血熱的功效。也可作為個體中風昏迷、中暑時的急救要穴之一。穴位按壓之後可產生提神醒腦的效果。

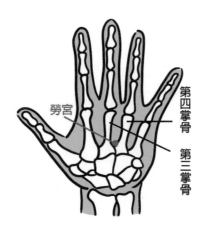
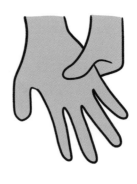

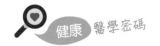

魚際穴：屬於手太陰肺經上的穴位，「魚」指的是魚腹，是拇指球肌群所形成的隆起；「際」指的是邊緣。本穴位在掌後白肉隆起（大魚際肌）的邊緣。穴位按壓之後可治療支氣管炎、肺炎、扁桃體炎、咽炎、小兒單純性消化不良等腸胃不適及體內發炎。

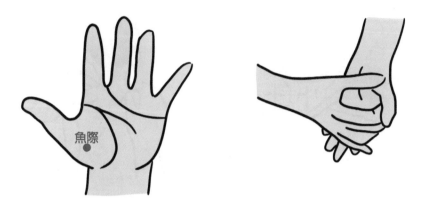

涌（湧）泉穴：屬於足少陰腎經上的穴位，臨床上治療腎系和肺系疾病時常針對的穴位。「涌」指的是外湧而出；「泉」指的是泉水。說明體內腎經的經脈流水由此外湧而出體表。近代研究證實按壓此穴具有治療休克、高血壓、失眠、癲癇、小兒驚風（臨床上出現抽搐、昏迷之主要徵狀）、神經性頭痛等疾病的作用，具有補腎、排毒的功效及治療腰腿痠軟。

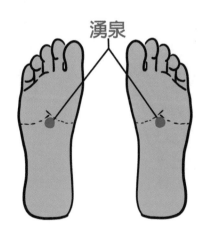

　　環跳穴：屬於足少陽膽經上的穴位，「環」指的是圓形，也就是臀部；「跳」指的是跳躍。本穴位在臀部，主要控制下肢的動作。穴位按壓之後具有利腰腿、祛風濕及活絡下肢氣血循環的功效。

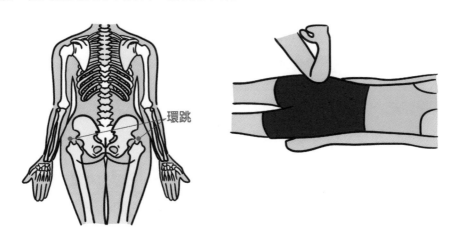

環跳

　　雲門穴：屬於手太陰肺經上的穴位，雲氣所出之門，指的是肺氣由此而出，清宣肺氣，瀉四肢之熱邪，肩引缺盆痛、肩痛不可舉、四肢熱不已、上肢麻木等不適情況均可治療；也對支氣管炎、胸肌風濕痛、肩關節周圍炎有效。對於年過50歲者若有五十肩之症狀亦有效果。

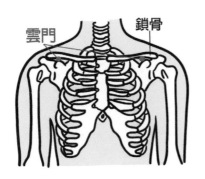

雲門　　鎖骨

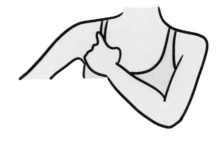

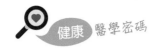

肆 結語

經絡、穴位是客觀存在於人體的一種實體，雖不像西方醫學系統中的血管系統或是淋巴系統可以利用解剖組織學的方式驗證來加以闡明，但因現今醫療觀念的演進，許多臨床醫學證據也因分子醫學觀念的演進，讓我們了解醫療機制在分子層次的實證根據，間接解釋了經絡系統與學說的概念；在施行經絡按摩後可能影響人體體液中許多奈米級之非去氧核醣核酸（DNA）的蛋白質或是生命小體在細胞間隙體液的自主運動；而以針灸方式進行針刺穴位處的體液亦可能是人體第二遺傳訊息因子（second messenger），也就是鈣離子的聚集區，推測出細胞間隙的通訊或是訊息傳遞具有沿經絡傳導的特性。

另外，醫療行為中人體攝影及顯影技術的進步，如所謂的克里安照相機和功能性核磁共振系統（functional Magnetic Resonance Imaging, fMRI）也呈現出人體中關於氣血運行與經絡穴位影響身體系統的證據，闡明按摩對於經絡和穴位的輔助療法具有實證醫學的內涵。

參考資料

一、書籍

- 《臺灣中醫臨床醫學雜誌》，2010 年第 16 卷第 2 期。
- 楊道文（2017），《圖解經絡穴位小百科》。臺北市：華志文化。
- 簡綉鈺（2018），《驚人的足療對症按摩》。臺北市：蘋果屋。
- Bernie Rowen（柏妮‧羅文）（2006），《圖解按摩手法：體驗雙手探索身體的樂趣》。臺北市：生命潛能。

二、資訊網站

- IT 之家（2016），中醫經絡和穴位肉眼可見：克里安照相術與核磁共振幫忙。網址：https://kknews.cc/zh-tw/health/ge8gxm.html。
- Lydia Young（2020），失眠。網址：https://helloyishi.com.tw/sleep/insomnia/insomnia/#gref。
- 大為中醫（2016），湧泉穴精析。網址：https://kknews.cc/health/96nj8zj.html。
- 少陽說（2016），病入膏肓，「膏肓」是指哪裡？。網址：https://kknews.cc/zh-tw/news/6kkjqeq.html。
- 王霜降（2017），穴位是什麼，是哪一個點嗎？。網址：https://kknews.cc/zh-tw/health/e92q8mz.html。
- 艾傳播（2016），「推拿按摩」竟起源人類早期！。網址：https://kknews.cc/culture/l6b6z2.html。

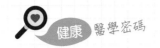

- 吳氏養生（2017），人體的十四經穴高清圖解，各穴位防病治病功能，及 12 經絡活躍時間。網址：https://kknews.cc/zh-tw/health/2vqkj4g.html。
- 後宮探秘（2017），按摩的好處你肯定想像不到！。網址：https://kknews.cc/zh-tw/health/nqooeqg.html。
- 扁鵲日記（2017），人體穴位大全——風池穴：眼睛疲勞，頸肩酸痛，偏頭痛，落枕。網址：https://kknews.cc/zh-tw/health/rze9n9v.html。
- 泰山生活（2016），秋季養生按摩，必按承漿穴！。網址：https://kknews.cc/zh-tw/health/yvn8nk.html。
- 診所老闆之家（2016），十二經絡的走向動畫圖，太神奇了！。網址：https://kknews.cc/zh-tw/health/jv4nzzp.html。
- 嘉林堂玄學（2016），科學驚人發現：中醫學的經絡穴位實則來源另外維次空間。網址：https://kknews.cc/zh-tw/health/l839maz.html。
- 蕭鳳庭，促進體內循環超簡單！經絡按摩 DIY。網址：https://www.canceraway.org.tw/page.asp?IDno=1761。
- 簡綉鈺（2018），「足部反射區」腳底穴位圖解大全（選自蘋果屋出版社《驚人的足療對症按摩》）。網址：https://health.udn.com/health/story/5967/3244740。
- 嚴金恩，舒壓按摩與我保健 DIY。網址：https://docsplayer.com/22499368-11.html。
- 〔影〕20170731 中天新聞　人體實驗室　腳底按摩　看出身體哪裡有問題。網址：https://youtu.be/ySVxg4zvZ5w。
- 〔影〕芳療　舒身也舒心。網址：https://youtu.be/FaBZbhyJeq4。
- 〔影〕穴道按摩抗癌排毒　百會穴　膻中穴　血海穴｜養生我知道｜三立財經臺。網址：https://youtu.be/DSc5JbkObuE。

Chapter 12

五行養生

中華文化源遠流長，有許多先人智慧來自歲月的累積，中醫養生就是其中之一。中醫養生的精髓來自追求生理運行的平衡與和諧，透過瞭解中醫五行對應五臟、相生相剋的協調機制，可以讓我們更清楚中醫的精髓，進一步學會在日常生活中留意自己的身體狀況、避開養生地雷，常保健康狀態。

吳承寫

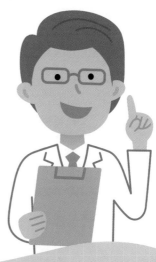

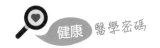

壹 為什麼要學習中醫養生

養生的範圍很廣，仔細想想，其實就在你我的日常生活中，舉凡能避免身體出現健康風險的行為，都能稱為養生。舉例來說，天氣冷了加件衣服，避免風邪入侵。而最簡單的養生環節，往往也最容易忽略，例如：飲食與作息。有句話說：「吃什麼就變成什麼樣子的人。」意思就是指吃與基本身體組成的健康狀態息息相關──假如三餐吃得清淡、高纖、少油，身體組成體脂肪自然不容易堆積；反之，若一直保持高油、高鹽、高糖的飲食習慣，肥胖、慢性病自然很容易找上門。

養生的另一個重要環節是作息與休息。畢竟人的身體不是機器，生理功能有其極限，所以當我們沒有好好愛惜身體、過度使用，身體就會開始出現毛病。尤其現代人常常熬夜、暴飲暴食、缺乏運動，年輕人更是喜歡吃重口味飲食，吃冰、喝飲料，這些都是影響身體運作的威脅。假如能及早具備養生的觀念，趁年輕為自己的健康存下本錢、打好基礎，未來在生活品質上將大大提升。

健康狀態往往是不可逆的，不管我們有多大的財富，當我們沒有健康的身體，什麼都沒有。先前有網路聲量調查，中年人十大後悔的事情，第一名就是年輕的時候沒有好好愛惜自己身體的健康。因此，「為自己，治未病」，養生的觀念重點在於預防，趁疾病還沒發生時及早察覺，避免自己的健康誤入歧途。

貳 中醫基本核心概念

在中醫養生的觀點之中，「平衡」是中醫理論的核心基礎，這些看法主要來自中國人先人們的智慧。在顯微鏡、診斷儀器設備發明前，他們並不知道為何會生病，所以透過觀察自然界，將疾病的發生與自然的運行產生連結。

中醫的基本的哲理，大概在東漢時期就已經形成，發展至今已經超過二千多年。古代人對於追求健康，甚至追求長生不老，一直有種鍥而不捨的精神，他們思考人為什麼會生病的時候，通常都是與自然環境產生連結。所以過去在不了解疾病發生的原因前，老祖宗們覺得人的生病是鬼神的處罰；更進一步地，他們從四季的變化與循環面觀察到，假如自然環境與氣候要保持和諧、風調雨順，必須

來自於節氣的平衡，像是氣候、濕度、溫度、風土等。

　　人的身體也是一樣，人體問題的來源也是來自體內各種因素的不平衡。古代人根據日常的自然界觀察發現。主要影響宇宙間平衡的兩股勢力，是強與弱的對比，引申為陽與陰。舉例來說：高與低、強與弱、熱與冷、乾與濕、晝與夜、男與女等，因此，中醫所謂的陰陽的平衡是古人看待宇宙天際萬事萬物的一種方法。「孤陰不生、獨陽不長」，陰陽對人體都很重要缺一不可。

　　陰陽平衡的情況，我們可以用煮火鍋來舉例：鍋裡水與火平衡即陰陽平衡，身體感覺舒服，溫暖又濕潤；火鍋的水太多而火太小，水怎麼燒都熱不起來，身體表現為陰盛陽衰，特色為少言寡語、經常感覺手腳冰涼、缺發行動力；火鍋的火太大而水太少，身體表現為陽盛陰衰，特色為人容易心煩易怒、口乾舌燥、容易與人起爭執。由此可知，身體裡面的陰陽平衡，是人體健康與否的關鍵。

　　生活中容易影響到身體裡陰陽平衡的因素，最常見的就是飲食與作息，例如吃了太多會「上火」的食物，像油炸類、燒烤類、麻辣火鍋、滷味等食物，另外，熬夜、精神壓力等，也容易引起身體上火，導致身體陽盛陰虛。另一方面，假如常常吃冰、喝飲料、以生菜、水果為主食等容易導致身體偏寒，如果又長期工作勞累、三餐不定時不定量等，容易引起寒性體質，這些都是身體陰陽不協調導致健康出問題的情況。假如能以預防的觀點，掌握中醫養生的訣竅，就能在日常生活中避免疾病的發生。

參 中醫五行概念基礎

　　中醫的基礎知識中，許多道理都來自意象、取其形象。為了解釋陰陽平衡的調控，先人們藉由觀察大自然、歸納出五個元素，彼此相生相剋，循環不息。經由五行學說，中國老祖宗們進一步發想、引申為疾病發生、辨症的方法，經後世加以編修，進而形成現今的具體學說。

　　五行裡的「五」指木、火、土、金、水五類事物，「行」是運動。這個學說是以五行的屬性，串起人體的五臟六腑，並通過五臟為中心，運用「相生」、「相剋」、「相乘」、「相侮」的理論來解釋病情。關於中醫的知識廣泛且深奧，本章嘗試以一般大眾可以理解的情況，討論日常生活中基本的核心架構。

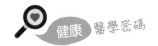

在相生的概念裡，木生火、火生土、土生金、金生水、水生木；在相剋的概念中，木剋土、土剋水、水剋火、火剋金、金剋木（如圖 12-1 所示）。進一步解釋，相生的話：木生火：木頭燃燒可以生成火；火生土：火燃燒盡之後，那些灰燼累積起來形成土；土生金：土埋藏在地底下行成金礦；金生水：金屬器皿在夜晚放在戶外易形成小水珠在表面；水生木：水能滋養木頭的生長。相剋的話：木剋土：樹木生長其根部可深入泥土裡；土剋水：土可以抵擋水流入侵；水剋火：水可用來滅火；火剋金：火產生的高溫可融化金屬；金剋木：金屬製的工具可以用來砍伐樹木。

在五行的概念裡，可以進一步延伸為解釋人格特質、情緒、食物、味道、音樂等。

在解釋疾病的觀點中，五行分別對應身體的五個器官，肝、筋、目屬木，心、脈、舌屬火，脾、肉、口屬土，肺、皮毛、鼻屬金，腎、骨、耳屬水。五個人體主要器官彼此相生相剋，協調人體的運行，如肝能制約脾（木剋土），但脾能滋生肺（土生金），而肺又能制約肝（金剋木）等等，以此來說明臟腑間有著彼此維繫、協調生理活動的關係。

人體活著靠的就是身體氣血的運行，「氣」是人體的精華，來自於先天父母遺傳、肺的呼吸、日常生活中的食物；「血」由營氣與津液所組成。營氣與津液都來源於脾、胃對飲食物質的運化而生成的水穀精微，以生理觀點來說就是對身體對營養的吸收，故說脾胃是氣血生化之源。氣血在身體走經絡推動身體運作。人的健康狀態要好，氣血的循環一定要充沛、通暢。

在古代中醫的學說形成過程中，不像西醫的發展重視解剖學，反之，重視經驗傳承，知識的演進主要來自經典古籍再加上後人的編修，其五行對應的器官並非指現今西醫生理學的器官，而是指其系統性功能與意象的延伸。

以下以木火土金水等五行概念依序介紹中醫養生。

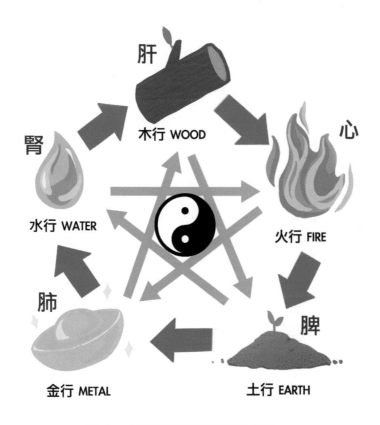

圖 12-1　五行代表器官與五行相生相剋

❤ 一｜肝，屬木，代謝、解毒、氣血舒洩的調控者

「木」在傳統的形象就是大樹，它代表的是向上的、生長、發散的，在五行概念裡對應的器官是肝。肝臟在組織學中以複雜的肝門靜脈與微血管網絡著稱，在生理功能裡主要負責代謝與解毒。

以中醫的觀點來講，肝臟主疏洩，所以假如肝功能出問題，就容易導致肝氣鬱結、氣滯血瘀。舉例來說，肝相關的症狀表現包含臉色暗沉、容易長挫瘡（青春痘）、心煩意亂、易疲勞、有口臭、胃口差、消化不良。女生的月經也屬於女性生理功能疏洩的一環，所以女生假如有經前症候群、痛經、乳房脹痛等，也有可能是肝的疏洩功能出現問題。

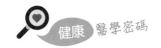

　　肝的問題主要來源包含：(1)熬夜、作息不良、過度勞累，易引起肝火；肝火旺就是身體裡面陽盛陰虛的代表。(2)情緒壓力大，精神上壓力的累積、人際關係、親子關係等等，這些情緒上面的問題，也會引起的肝火的發生。(3)飲食，吃太多容易引起上火的食物，例如：油炸類、燒烤類、高油高脂、多肉少菜、重口味飲食等。所以在中醫五行養肝的原則中，首先要避免肝火的發生，減少作息不正常、過度勞累、熬夜。另外，就是減少精神上壓力的累積，保持心情輕鬆、愉快。最後，就是飲食上忌容易上火的飲食，例如：鹽酥雞、燒烤、麻辣鍋等。另外，蔥、薑、蒜也是容易引起上火的食材，少量調味可以，過量也有引起身體上火的風險。

　　在中醫五行養肝的養生飲食來源，可以多吃綠色的蔬菜，因為肝屬木，對應的顏色為綠色，所以多吃綠色的蔬菜有助於提升肝的保健與功能，例如：波菜、空心菜、花椰菜、絲瓜等等。清熱的食物也適合中醫養肝來食用，像是綠豆、小黃瓜、苦瓜、西瓜等等。除此之外，養肝前要先養腎，因為中醫五行相生的原理有「水生木」，腎屬水，所以養肝前要先養腎，以幫助身體的水火平衡，以達到陰陽協調的目的。因此，養腎的目的在於把腎臟功能顧好，首先要避免身體缺水和脫水，所以日常生活中水分的補充跟攝取來源就不可缺乏，當水喝足了，身體水分充足，自然生氣就飽滿，進而達到水生木的功能。精神層方面，日常生活中好要保持心情的愉悅，避免生悶氣、大動肝火，這些情緒上面的累積，容易讓身體進入氣機不暢、肝氣鬱結的情況，所以有心事、精神上的壓力要自己找到調劑的方法，像是聽音樂、聊天、旅行等。

　　春天是最適合養肝的季節，俗語說「甜入脾，脾入土。」而木剋土，養肝要先從養脾胃開始。補益脾胃的食材，像大棗、山藥是不錯的選擇。而肝不好的人也要少吃甜食，以避免五行相剋的循環。

　　「百草回芽，百病發作」，春天是一個屬「生發」的季節，容易引起一些慢性病發作，春天也是容易氣候變化的時候，所以身體有心血管相關的慢性疾病者要特別注意，因為春天容易肝氣過旺、心火旺盛──肝屬木，心屬火，而木生火，易好發高血壓、心血管疾病，建議多吃綠色蔬菜。此外，春季易多風，影響肺部，金剋木，所以肝氣過旺也容易對呼吸系統造成影響，建議可適當吃點養肺潤燥的食物，例如：蓮藕、蜂蜜、梨、香蕉、白蘿蔔。

二、│心，屬火，精神、情緒、身體溫度的調控者

火，在中醫五行養生的意象，大概有溫熱、升騰、向上的概念，所以火在中醫養生對應的器官是心。以生理功能來講，心其實跟調控身體體溫有關係，例如透過心臟的收縮、肌肉的收縮，人體才會有血液的循環，才能維持體溫。

中醫養生中與心相關的問題，主要包含失眠、焦慮、心煩意亂、口乾舌燥、皮膚搔癢等等。中醫養生觀點中，心氣足，氣血循環才能暢通，人體功能才能維持。心氣不足，自然氣血就不通，容易產生氣積不暢，這就是一個身體的問題的來源之一。

另一個與心有關的問題，就是心火的發生——心火的發生其實跟肝火的發生很類似，就是身體處於一個陽盛陰虛的狀態。心火的來源最主要是精神上情緒、壓力的累積，像是生活上的壓力、人際關係、情感問題等等，常保好心情、不生悶氣，這些都能避免心火的形成。除此之外，飲食方面，上火的食物吃太多，除了容易引起肝火旺以外，也容易導致心火的發生。最後一點，就是環境的溫度，天氣熱也容易引起心火的發生，例如夏天的時候容易有胸悶、氣短發生，另外就是有時候到較炎熱的地方旅行，容易出現水土不服的情況，像是食慾差、失眠、皮膚癢等，這些都有可能跟心火的問題有關。

伴隨著夏天與心火有關的情況，就是冷氣病——它是指夏天長時間待在冷氣房，離開冷氣房後突然會覺得身體很疲倦、提不起精神、頭暈、食慾差等等。這些現象也與身體的心火有關，因為夏天的熱氣使身體累積心火，這時假如又待在冷氣房，冷氣會逼得內火更不易發散，因此身體出現不舒服的症狀。

中醫五行養心，我們要注意的第一個要避免心火的發生，保持心情的愉悅跟穩定，盡量減少情緒上面的壓力累積；另外，飲食上面要注意上火的食物要少吃。還有就是注意環境的溫度，提防上火的發生，夏天開空調也應該避免直接對著身體吹，或冷氣開太強、又長時間待在與室外溫差極大的室內。

中醫養心的食物來源，可以多吃一些清熱退火的食物，例如：蓮子、冬瓜、絲瓜等。水果種類中，西瓜也是有助於清熱退火的食物。蓮子在中醫記載裡有養心、安神的功能，特別適合中醫五行裡養心。五味子人參麥冬飲則是適合夏天養生的飲品，主要功效為養陰生津。

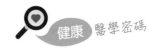

中醫五行養生的原則中，心屬火、肺屬金，而火剋金，心火旺容易造成肺虛；肺主氣，所以身體氣虛之後連帶引起更多的問題。因此，中醫養生法則提倡中庸之道，盡量保持心平氣和，不急躁、不惱怒，是對心神最好的養生之道。

❤ 三│脾，屬土，消化、吸收、氣血轉化調控者

土，在中醫的意象裡有平行舒坦、承載、接納、運化的角色。俗語說「土為萬物之母」，我們平常吃的食物舉凡根莖五穀類、水果、雜糧都是在土地上生長。因此，土具有生化、長養萬物的特性。根據中醫的看法，胃脾於五臟中互為表裡；胃，表現為乘載、吸收；脾表現為運化、再生。俗語說「脾為後天之本」，代表它的功能好壞與否，與後天的飲食、生活習慣、養生保養與否有直接相關。「穀入於胃，以傳於肺」，說明脾具有運化功能，它將食物的精華轉化為氣後，傳送到肺，因此中醫五行學說裡有土生金的概念。

脾在中醫裡衍生相關疾病最常以脾虛表現，例如：衰老、容易疲勞、有氣無力、吃不多就變胖、排便無力等等。脾胃養生保健著重休息和飲食，應三餐定時定量，避免身體過度勞累。在中醫五行養生裡，脾屬土、肺屬金、土生金、金生水，意指假如能維持消化道功能，就能常保肺、腎氣充足，不容易衰老。

脾虛的情況在中、老年生理機能退化的情況很常見，主要的機轉與身體消化功能有關，畢竟脾主運化，對身體「氣」的由來極為重要，脾虛會導致身體對營養吸收得不夠。像是中年發福、體脂肪堆積、消化不良、經血多、皮膚蠟黃、肌肉流失引起肌少症的發生、或是膠原蛋白流失所以的皺紋等，都可能與脾虛有關。因此，日常生活中對消化系統的養生觀念，是常保脾胃功能健全的基本法則，常常暴飲暴食、三餐不定時不定量等更容易加速脾虛的形成。

另一項脾虛的由來，就是生冷飲食過量，舉凡吃冰、喝冷飲、吃水果、生菜沙拉等，皆屬生冷飲食的一環。傳統中醫觀點認為，任何會影響身體器官做工的情況，長期累積下來，都會造成身體器官的耗損，這就是虛的由來。所以生病了，簡單的「粥」在中醫裡就算是一帖藥方——因米食是身體重要產生「氣」的由來，再加上好消化，生病的情況下可幫助身體修養與復原；相反的，生冷飲食吃下肚後，會直接造成器官、身體溫度的下降，身體便需要耗費更多的能、做更多的工才能達到原本運作的效率，因此，累積下來容易導致脾胃虛的現象。

　　因中醫五行土剋水的概念，腎屬水，主掌體液、血液，因此，脾虛進一步容易引起寒濕體質，冬天更容易手腳冰冷、身體循環差、女生生理期容易經痛、疲勞、缺乏行動力等症狀。假如喜歡吃冰、喝飲料，食用時應先衡量自身體質、淺嚐即止，食用的時間也要注意環境溫度，盡量挑中午或氣溫較高時再食用，以減少身體負擔。

　　關於脾胃相關的養生，除了養成三餐定時定量、避免生冷飲食、過度勞累以外，飲食來源可以多吃屬土的食材。「土能治土」，黃豆有健脾寬中、益氣補虛的作用，豆漿對於身體脾胃養生、補充蛋白質是一個很好的營養來源，唯獨應盡量避免添加糖——甜食吃太多對脾胃不好。屬土的食材特性有偏黃色、生長在土裡的這些特性，例如：蘿蔔、蓮藕、竹筍、鳳梨、山藥等。

食補方　山藥薏仁粥

　　山藥薏仁粥是一道脾胃養生很好的點心，作法：將山藥 30 克、薏仁 30 克、蓮子 15 克、紅棗 10 顆、小米 50 克，加水煮熟後，白糖少許。養脾茶飲可使用黃耆 30 克、枸杞 30 克、紅棗 30 克、黨蔘 15 克。將上述材料放入電鍋中，加入 2,000 CC 的水，待電鍋跳起後再燜 10 分鐘即可。平常可當茶水飲用。

　　山藥是一種很好的健脾食材，補氣、顧脾胃。中藥的典籍本草綱目記載，藥材來源分為上、中、下、三品，其中上品藥的特性養生、補氣、沒有偏性，代表性藥材為蔘，山藥也具有養生補氣的功效，因此號稱窮人的人蔘。

　　要特別注意脾胃養生的季節是夏天，尤其是農曆 7、8 月時的長夏，這時準備進入秋天的時序，身體經過漫長的夏天，炎熱的情況身體容易累積過多的濕氣；立秋到秋分屬長夏。「長夏防濕」的概念來自於脾主運化，中醫認為濕是陰邪，傷人陽氣，氣血不暢，是疾病之源。脾虛，意指消化吸收不好，因此容易出現四肢倦怠、昏昏欲睡、水腫、風濕等症狀。「健脾燥濕」是在長夏脾胃養生時應該特別注重的，假如常保陽氣充足，濕邪自難侵犯。飲食內容可多挑選屬清補健脾的食材，例如：糯米、蓮子、薏仁、紅豆、大棗等；或者清熱利濕的食材，

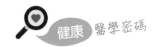

例如：番茄、冬瓜、西瓜、苦瓜、黃瓜等。長夏養生也可多吃些清熱利尿、排濕的食物，例如：西瓜、苦瓜、冬瓜等。

四 │ 肺，屬金，呼吸、津液的調控者

金，在傳統中醫五行裡有宣發、肅降的意象。古人認為，日落於西，與金相似。金，在時序上屬秋天，收穫的季節，象徵著萬物收斂、準備冬藏。五行對應養生的觀點裡，肺屬金。在此，肺指的是一個系統，這個系統包含呼吸、排汗（宣發）、及體內津液（氧氣、營養和水）的運行（肅降）。肺主氣，意指人體自身運行的氣血之氣。肺其實就是人體的呼吸交換及津液的運行的調節者，管理著氧氣和水，經由呼吸道、血管和經絡運行，從而進行調節體溫、呼吸及排汗的功能。

以五行相生的觀點來說，土生金；脾屬土，說明消化吸收功能不好，易導致肺氣不足、氣血失調。中醫典籍黃帝內經記載，「人受氣於穀，穀入於胃，以傳於肺。」說明透過吃東西，脾將食物轉化為氣，氣送至肺管理與運用，肺氣足，則氣血流暢、身體健康。肺氣具有宣發和肅降的功能，其意指肺氣向上向外宣發與向內向下肅降的協調，就如同陰與陽，相互制約、相輔相成。在氣血充足的情況下，宣發與肅降假如能協調，則呼吸舒暢，體液得以正常運行、代謝，維持肺正常的生理功能。

中醫養生觀念裡，肺相關的症狀主要來自於肺虛，例如：打噴嚏、流鼻水、鼻子過敏、免疫力差、畏寒、少氣乏力、容易喘等。肺虛的主要原因，與氣虛息息相關，因為肺主氣、氣由胃來，假如脾胃功能健全、氣血充足，肺自然能發揮功能。另一個容易引起肺虛的情況為風邪入侵，尤其是季節交替的時候；風邪入侵後，身體就容易表現為感冒、鼻涕、呼吸道過敏等症狀。此外，有另一種情況會加重過敏的嚴重性，像是慢性上呼吸道過敏、久咳不癒，其原因為肺虛後又喜歡吃上火的食物，像是鹽酥雞、燒烤、滷味、麻辣火鍋等，又喜歡搭配吃冰、喝飲料加重脾胃虛的發生；年輕人往往又喜歡熬夜，易引起肝火、心火，這些養生風險因子的累積會加重身體陰陽不平衡，造成身體上火的情況更加嚴重，脾胃虛、肺虛等情況更加虛弱，引起寒包火、陰虛肝火等體質，使原本過敏、咳嗽情況更劇烈，不得不防。

中醫五行養肺的觀點，應避免氣虛、預防風邪入侵，還可以多喝溫開水來養生，因為肺屬金，而金生水、水剋火、火剋金，充分補充水分，使腎氣充足，可調節身體水與火的平衡，肺的功能自然可以健全。另外，飲食來源可以多攝取屬金的食材，其特性為顏色屬於白色的，例如：山藥、梨、百合、蜂蜜、蘿蔔、豆漿、豆腐、核桃、松子等食物，它們有滋養、潤肺的功能，我們可以藉由吃這些食物，以食療方式來養肺。

身體活著，要活就要動，尤其肺主氣，所以可以透過以笑養肺、以動養肺，促進肺部的擴張與活動；多與人交流、聊天、做自己有興趣的事，大笑有助於肺氣的運作；跑步、快走、健行等運動也有助於肺功能的鍛鍊。

要特別注意養肺的季節是秋天，因為肺屬金，對應的時序為秋天。秋天也是主要氣候交替的時候，此時身體也特別容易受風邪的入侵，引發肺虛，所以在身體保暖上要特別注意，天氣變化、風大，應加衣服，多利用圍巾、帽子來保暖，避免脖子暴露。

因為五行裡「土生金」的概念，養肺的飲食，應注重開胃健脾、少辛多酸，少吃蔥、薑、蒜、辣椒；多吃胡蘿蔔、蓮藕、梨、蜂蜜、香蕉、紅豆、薏仁、小米粥等。另外，秋天是常進補的季節，像是麻油雞、薑母鴨、羊肉爐等。然而，一味地進補，有可能有補過頭的風險。古人進補的觀念來自於日常飲食內容較貧乏、粗茶淡飯，所以才會在特定的時令做養生的進補。現代人日常飲食營養已經不至於匱乏，甚至常大魚大肉。因此，秋冬時節過度進補，反而有反效果，提高身體上火、油脂攝取過高的風險。

五 ｜ 腎，屬水，體液、精氣的調控者

中醫五行概念裡，最後一個元素是「水」。水在中醫的意象裡面意味著寒涼、滋潤、運行向下的一個意象。在五行的觀念裡，「腎主水，水為生命之源」，腎功能的健全與否直接影響全身、系統性的症狀。「腎主藏，為先天之本，人之精華」，腎是先天的根本，接受其它臟腑的精氣而貯藏起來，五臟的精氣充旺，腎精的生成、貯藏和排泄才能保持正常。

先天之精，亦即男女交合的精氣，為生育繁殖的最基本物質，與人的生殖、生長、發育和衰老有關；後天之精，意指這一部分精的生成、貯藏和排泄，均由

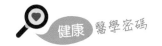
腎主管。是維持生命、滋養人體各部組織器官並促進機體生長發育的基本物質。腎為先天之本，人體精氣由此而來，也特別凸顯後天養生保健對腎功能維持的重要。此外，與腎功能有關的中醫概念還有「胃者，腎之關也」，這說明養腎必先顧脾胃，因為五行相剋，脾屬土、腎屬水，土剋水。

中醫五行概念裡，腎主水。人體生理系統與水相關的主要是血液與體液，因此，腎相關的問題表現常有水腫、黑眼圈、容易疲勞、貧血、食慾不振、排便困難等。與水相關的器官還包括骨骼；與腎相關的問題，也有可能以骨頭、關節等症狀表現，例如：骨質疏鬆、頸椎問題、骨關節疼痛、腰膝痠軟、不耐疲勞、乏力等。另外，中醫概念中包含「腎藏髓」，所以記憶力衰退、失智、失眠、視力減退、聽力減退、腦神經退化等等也與腎功能的好或壞息息相關。因此，腎相關的症狀項當廣泛，常以系統性症狀出現；嚴重的情況下，導致心腎不諧，有可能進一步出現高血壓、心臟病、心肌肥大等症狀。

有些人冬天常覺得手腳冰冷、畏寒、懶言少語、身體痠痛、常常提不起精神、做事缺乏動機等；女生生理期經痛、經期過長等。這些症狀可能與腎虛後所引起的寒濕體質有關。寒濕體質的形成主因為生冷飲食攝取，像是吃冰、喝飲料、生菜、涼性瓜果等，造成脾胃虛，因土剋水，引起腎虛；另外，脾胃虛會進一步引起氣虛、腎虛，因為土生金、金生水，進而造成腎氣不足。腎主水，所以身體排濕的功能受到影響，使得身體累積過多的水分、濕氣，身體的陰陽平衡受到影響。透過多運動與曬太陽，可以改善寒濕體質，因為運動、曬太陽可以提升我們身體的溫度，溫度提升了就可以避免寒濕體質的養成。另外，多運動促進氣血的循環，同樣也可以避免寒濕體質的累積。

五行養腎，首重補水，避免身體缺水甚至脫水，水分是維持生理機能、細胞組成等重要元素。多喝溫開水，水分充足，腎氣才可能飽滿。食材的來源，可以多吃山藥，因為它補腎益血，且山藥屬金，有金生水的效益；另一推薦的食材為無糖豆漿──根據記載，豆漿性平味甘，利水下氣，能制風熱並解毒；黃豆屬土，土生金、金生水，對腎氣有幫助，且豆漿屬水，水能載水，幫助身體機能。枸杞也是很好的補腎食品，它可滋補腎氣、保養視力、抗老化等。腎屬水，水對應五行的顏色為黑色，因此黑色的食物大多也有養腎的功能，例如：紫米、黑豆，能補氣益水；芝麻，富含鈣質，幫助維持骨質密度。另一方面，腎的養生應

避免過度攝取糖水、甜食，因為土剋水，過多甜食造成脾的負擔，間接影響腎功能；作息方面，應保持睡眠充足，不憋尿，不熬夜、不縱慾、避免操勞過度。

　　適合養腎的季節是冬天；冬天到來，天氣寒冷，自然界陽氣收藏，陰氣最盛，萬物以「藏」為主，腎屬藏，所以養腎首重冬天。尤其是冬天氣溫劇降，人體體表溫度易被外界的寒氣凝滯收引，氣血趨向於裡，因此易導致人體氣積、血液運不暢，其相關的風險如中風、腦出血等，在冬天特別容易好發；家裡有長輩、老年人心血管不佳者不得不防。中醫傳統認為：「秋冬養陰、養腎防寒」，因此冬天可適當吃些牛、羊肉、大豆、黑豆、核桃、栗子、蘿蔔、薑等，滋養腎氣。然而，現今人們身體疾病的來源大多已經不是營養缺乏或身體保暖的問題；反之，大多是高油、高脂、精緻化飲食、坐式生活型態等累積出的文明病；冬天進補，適可而止，應避免過度進補或引起上火，造成反效果。

肆　結語

　　中醫養生，蘊含許多老祖宗的智慧，這些先人們累積經驗而成的點點滴滴，在現代生活中仍然受用。養生的重點在於預防，趁身體還沒有症狀發生、疾病還未出現，知道如何在日常透過飲食、作息、維持健康生活型態等，避免疾病的發生，就能降低健康上的風險。透過五行觀念的對應，身體運行的器官被歸納為五臟──即肝、心、脾、肺、腎──充分了解五行背後陰陽平衡的概念，便能進一步了解五臟的主要功能與保健方法。

　　養生的重要觀念與環節其實就在我們的生活中之中。首先，在飲食方面，應預防上火，以避免肝火、心火的發生；因此應保持清淡、少油、多蔬菜、多喝溫開水，還有少吃會引起上火的食物，像是鹽酥雞、燒烤、麻辣火鍋等。由於「水生木」，身體有肝火的發生，表示水與火不平衡，腎氣不足；養肝先養腎，水火平衡，身體機能才能健全（如圖 12-2 所示）。

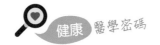

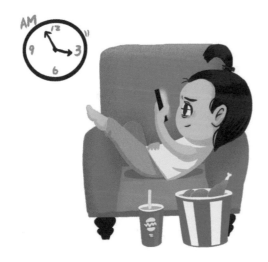

常見的養身地雷

肝火
心火
- 熬夜
- 身體過度勞累
- 上火飲食習慣
- 壓力、情緒問題
- 熱、高溫

脾虛
肺虛
腎虛
- 三餐不規律
- 吃冰、喝飲料
- 風邪

圖 12-2　常見的養生地雷

　　此外，生冷飲食攝取過多，喜歡吃冰、喝飲料等，容易造成脾胃虛、甚至引起寒濕體質，造成腎虛；身體陰陽平衡落差太大，引起寒包火體質，造成慢性過敏、咳嗽一直好不了；三餐不定時不定量同時也是常見引起脾、胃虛的原因。脾為身體運化氣的關鍵，「土生金、金生水」，脾虛後更可能進一步引起肺虛、腎虛等情況，為了健康不得不防。

　　精神心理方面，壓力、負面情緒的累積是造成肝火、心火發生的主因、養生破口的由來。因此常保心情愉快、有壓力能有自己舒壓排解的方法，對於降低肝火、心火的發生至關重要。在作息方面，熬夜、身體過度勞累，是造成肝火、脾胃虛等情況的主因。由於肝屬木，而「木剋土」，肝火與脾虛息息相關，預防上應一起審視。最後，環境方面，風邪入侵、炎熱、水土不服等，容易引起肺虛、心火，又因火剋金，兩者對於症狀的出現互有相關（歸納如表 12-1）。

　　人體存在於自然之中，對環境變化引起生理影響在養生保健與疾病預防上容易忽略，應加以重視。希望藉由以上的介紹，能讓中醫觀點的養生知識與態度能深入讀者的日常生活之中，預防疾病發生，永保身體走在健康的道路上。

表 12-1 中醫五行養生問題與改善方式

中醫五行養生問題	生活改善方式	飲食改善方式
肝火	規律作息、不熬夜、不過度勞累	多喝水、多吃綠色蔬菜、多吃清熱退火的食材、避免上火飲食
心火	保持心情愉悅、注意環境溫度	
脾虛	三餐定時定量、不暴飲暴食、不過度勞累	避免生冷飲食；多吃屬土的食材，例如：蘿蔔、蓮藕、竹筍、鳳梨、山藥等。多吃清熱利濕的食材，例如：番茄、冬瓜、西瓜、苦瓜等
肺虛	避免脾虛、注意身體保暖；多笑、多運動	避免生冷飲食；多喝溫水；多吃屬土的食材，例如：山藥、梨、百合、蜂蜜、蘿蔔、豆漿等
腎虛	避免氣虛、作息規律	多喝溫水、避免生冷飲食、多吃屬水的食材，例如：黑豆、芝麻等，可適當進補

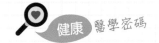

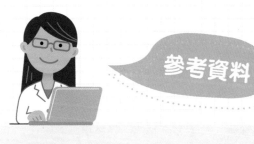

- 佚名著，朱斐譯（2018），《黃帝內經》。臺北：新視野。
- 楊世敏（2011），《補錯了，更傷身；體質不一樣，養生大不同》。天下生活。
- 楊世敏（2019），《祛濕寒百病消，調養即治療》。臺北：天下生活。
- 賴東淵、許昇峰（2018），《中醫概論》。臺北：華杏。
- 魏辛夷（2015），《五行食療新主張：金木水火土全方位養生術。臺北：達觀。

Chapter *13*

學放鬆，生活更輕鬆

忙碌緊湊的生活節奏、過度氾濫的資訊流、旁人的指指點點與流言蜚語，每天都有好多事讓我們感到「壓力山大」，覺得「人生好難」。但什麼是壓力？面對壓力有哪些較好的應對方式？如何能夠正確舒緩壓力呢？除了漫無目的地耍廢，或是不斷滑手機更添負面情緒，運用轉換心境、具醫學實證的紓壓方法，更能幫助我們緩解壓力對心理情緒以及生理功能造成的負面影響，將壓力轉化成推動自己前進的原動力。

林冠群

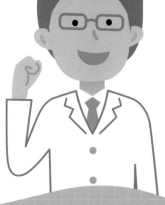

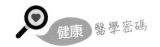

壹 淺談壓力

　　無論什麼性別、年紀、工作業別、社會地位、人生階段，甚至任何種族、膚色、文化，每個人一生都面臨著各式各樣的壓力。尤其生活在資訊爆炸的現代環境，大量訊息的獲取，能夠讓生活更顯多采多姿。但也常常因為手機或電腦不間斷的訊息提醒、眼花撩亂且難辨真偽的萬千資訊，令人長時間處於緊張、不確定、自我懷疑，甚至是對他人或社會不信任的緊繃情緒之中，造成極大的心理和精神負擔。身處亞洲社會，對小確幸與長工時習以為常，凡事追求效率的我們，尤其無時無刻與壓力為伴；但又總是漠視壓力的存在，忽略適時舒緩壓力的重要性。

　　之所以時時面臨壓力，卻不自知或不知如何應對、舒緩，一方面是生活環境、文化與社會價值觀使然。然而還有一個更重要的原因，就是我們常常忽略了何謂壓力，也不了解如何從生理以及心理層面有效紓壓，以至於沒有適當的能力調解自己的心情、想法和生理狀態，進而囿限了幫助自己或幫助家人、朋友舒緩壓力的能力。

♥ 一 | 如何定義壓力

　　雖然壓力就在我們的日常生活中與我們朝夕相處，但什麼是壓力呢？國立臺灣大學附設醫院精神科醫師謝明憲，在其著作《開心紓壓：給壓力一族的心靈妙方》中，為這個抽象且常常難以量化的名詞下了這樣的定義：

個人在生理上或心理層面感受到不習慣、無法負荷或超出自己所能掌控的範圍，因而呈現的生理或心理緊張狀態。包括：

1. 各種負面的心理狀態，例如輕微的緊張、警覺；或是感覺力不從心、無法擺脫的挫折感……，都屬於壓力。
2. 每個人的價值觀、想法與反應模式都不同，因此壓力往往是來自於外部的壓力因子（stressor）與個人特質加乘的結果。
3. 由於壓力與個人的內在因素息息相關，因此壓力對每個人造成的影響程度、結果，以及個人的應對方式等也各不相同。

　　透過上列簡單描述，可以看出壓力不僅是當事人個人的身心反應，很多時候也與外在環境息息相關。常常是周遭環境的人、事或物，對個人造成看法、感受、情緒上的影響，進而引發心理以及生理方面的不適感。

　　雖然求學階段往往是人生中最單純輕鬆的一段歲月，但大學生仍可能面臨許多不同的壓力來源，而各種壓力又可能環環相扣，引發更多不同層面的壓力。例如許多同學在求學階段就面臨著生活開支以及助學貸款所造成的經濟負荷，以至於必須利用課餘時間打工，進而又引發個人時間管理困難，或是職場、課堂人際互動方面的衝突或挫折。而個人就讀的科系是否契合自己的想像與興趣？旁人是不是對自己的興趣說長論短，因而影響自己探索人生方向、鑽研累積知識的熱情？是否有許多考試、報告必須完成，因而覺得時間總是不夠用？種種的壓力不僅可能引發學習上的困擾，甚至會挫折自己的自我期待，侷限了自己對未來以及生涯的探索。而這一連串的問題，又可能連鎖效應般地造成家庭相處、感情經營等方面的困擾……。一切一切似乎都逼得我們無法不慨歎「人生好難」！

　　儘管各種壓力總是對我們造成無止盡的挫折，好似人生旅途上的牽制力般阻礙我們前進；但透過轉念或是理性思考，或是採取一些日常生活就能簡單完成的小技巧、小改變來應對，就能幫助自己重拾信心，將壓力所造成的「阻力」逆轉成為持續前進、進步的「原動力」（參照：Wright, 2019；沈藍一，2014）。例如面臨經濟壓力時，可以嘗試規劃每月的存款與支出，從每天生活的「當下」著手儲備「未來」。尋找打工的時候也可以思考，哪些兼職工作可以幫助自己賺取經濟資本，同時又能累積更多的專業知識與實務經驗，為自己的履歷加分？事半而功倍地一併解決經濟負荷以及個人生涯探索兩個壓力。而面對學習所造成的困擾，也可以思考如何將現有的專業知識連結至其他領域，藉由多元學習豐富自己的學識和技能，減緩對生涯與未來的徬徨。

　　當然，壓力的來源以及可能造成的問題不一而足，上列舉例只是學生階段的我們較常面對的課題。而且如同前述定義提到的，壓力所造成的影響和結果，與個人的想法、身心狀態、價值觀念等息息相關。心思較為細膩敏感的人，更容易感受到壓力、體驗到挫折。每個人應對、解決壓力的方法，也會因個人興趣、習慣的生活方式、當下的身心與生活狀態等條件而有所不同。因此，當自己面對壓力，或是因為壓力造成身、心方面的影響時，完全無需感到自卑或是不如他人。

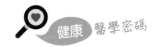

相對的，當身邊的家人或朋友因為壓力而陷入負面情緒時，更不應以異樣眼光看待。無論是自己或旁人面對壓力以及壓力衍生的問題，最好的應對方式就是樂觀鼓勵和冷靜、理性面對。

♥ 二│如何測量壓力

雖然正向思考、冷靜轉念尋求解決之道，能夠幫助我們有效對抗壓力；加油打氣和冷靜理性地給予建議，也有助身旁的親朋好友緩解壓力。但壓力出現之際，仍不免對我們的心理以及生理狀態造成負面影響。只是如前述，是否造成壓力、壓力的大小、應對的狀況等等因人而異，難以一概而論。因此無論是身、心哪方面的壓力，往往是量化指標難以精準定義的。那麼壓力的「大小」究竟能否、或應如何度量呢？

許多心理學家、諮商專家都努力嘗試解答這個問題，運用客觀的指標幫助我們自我判斷壓力是否造成、造成多大的影響，以及適當的應對方式為何。例如衛生福利部國民健康署2021年就以面臨壓力時常常出現的心理及生理反應，設計出「壓力指數測量表」（詳見表 13-1），幫助我們自我評估當下的壓力狀態。

♥ 三│壓力對心理及生理皆可能造成影響

從「壓力指數量表」的各項指標可以看出，壓力對我們的影響，可能是引發諸如緊張、心情不好、情緒不佳或負面感受等心理層面。除此之外，壓力還可能造成生理方面的不適，甚至是轉化成疾病。加拿大著名的精神科醫師作家嘉柏・麥特（Gabor Maté）在《當身體說不的時候：過度壓抑情緒、長期承受壓力，身體會代替你反抗》一書中就提到：「壓力是情緒受到強烈刺激時，一連串複雜的生理和生化反應。生理學上，情緒本身是神經系統的電子、化學物質、荷爾蒙的釋放／分泌。主要器官的運作、免疫系統的健全、循環系統的活動，都會和情緒相互影響。如果情緒被壓抑，[...]，會讓身體對抗疾病的防禦瓦解。」（Maté, 2019，頁 13；重點字為本文作者標註）。

再者，麥特醫師在相同著作中，也以一項歷時十年，探討社會心理危險因子與死亡率關係的研究為證提到：「心理因子會對人體各個壓力處理器官（如神經、荷爾蒙腺體、免疫系統、接受並處理情緒的大腦）產生交互作用，進而對癌

表 13-1 壓力指數測量表

	題目	選項	
	請依個人狀況，判斷生活中是否出現下列描述	是	否
1	最近是否經常感到緊張，覺得工作總是做不完？		
2	最近是否老是睡不好，常常失眠或睡眠品質不佳？		
3	最近是否經常有情緒低落、焦慮、煩躁的情況？		
4	最近是否經常忘東忘西，變得很健忘？		
5	最近是否經常覺得胃口不好？或胃口特別好？		
6	最近六個月內是否生病不只一次？		
7	最近是否經常覺得很累，假日都在睡覺？		
8	最近是否經常覺得頭痛、腰痠背痛，或有其他慢性痠痛？		
9	是否經常無來由地和別人意見不同？		
10	最近是否注意力經常難以集中？		
11	是否經常覺得未來充滿不確定感？恐懼感？		
12	有人說你最近的氣色不太好嗎？		

取自：衛生福利部國民健康署——健康九九＋網頁

為了概括性地評估壓力指數，可以依個人狀況，判斷生活中是否面臨與量表中各項描述相同或相類似的狀況。若是，可能就代表身體已經因為壓力，呈現出某種程度的「反映」訊號。當然，日常生活中每個人或多或少面對著不同型態、不同程度的壓力。即使出現少少幾項，也無需過度緊張。

- 若少於 3 項符合描述：代表壓力還在可負荷的範圍之內；只要適度調適、嘗試放鬆，就能獲得一定程度的緩解。

- 有 4 到 5 項符合描述：代表壓力已經帶來一定程度的影響和困擾；此情況下建議認真地學習紓壓技巧和壓力管理。也可以與家人、信賴的朋友、師長聊聊，藉由旁人的建議嘗試釐清當下面臨的狀況，思考有效的解決方式。

- 有 6 到 8 項符合描述：表示壓力已經對生理和心理造成相當大的影響；透過學校的諮商輔導老師，或是專業心理衛生人員的協助，可以幫助自己系統性地釐清問題，找到合宜的舒緩方式。

- 超過 9 項符合描述：代表承受的壓力已經對身心健康造成相當嚴重的影響；此時可以尋求身心醫學科醫師的協助，依照醫師的專業評估採取心理諮商或藥物治療，幫助自己緩和緊繃的情緒和因此勞累的身體，恢復健康的狀態。

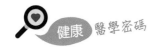
症的誘發產生決定性的生理影響。」（來源同上，頁 114）。由於人體運作是由身和心整合為一、互為表裡，壓力所帶來的影響，除了心理、情緒上的困擾，更會導致心臟、心血管疾病，或是日常生活常常發生的腸胃不適、消化不良、內分泌失調等問題。最嚴重的情況下，壓力甚至會造成自律神經失調，誘發自體免疫疾病，甚至是癌症的發生。因此，學會紓壓技巧以及壓力管理，不僅有助於減緩心理的不適；同時也是預防保健、維護身體健康相當重要的功課。

貳 紓壓技巧

　　在惰性的驅使下，大部分人最常運用的紓壓方法，莫過於「耍廢」。事實上，「適度地」耍廢確實有助於我們舒緩緊張的情緒、放鬆緊繃的大腦。以發呆、適當地做做白日夢為例，在發呆的過程中會暫時性讓高速運轉、高度負荷的大腦緩和下來；偶爾的白日夢也會喚醒對生活以及未來的期許、期待，因此有助於減緩壓力造成的情緒負擔。而許多人耍廢時，喜歡瀏覽社群媒體、看影片或直播、打手機遊戲等等——由於感興趣的人、事、物能夠刺激多巴胺的分泌，這類娛樂確實有助於愉悅感的產生，激起對生活周遭的熱情。只是過猶不及，過度的發呆或白日夢，可能造成脫離現實、流於空想的問題。而心理學以及行為研究也發現，網路以及社群媒體上大量關於他人美好生活的訊息，有時候反而會帶給使用者「別人的生活一切美好」的錯覺，進而錯誤地加深個人的寂寞感或相對剝奪感（參照：Alberti, 2020）。再且，長時間低頭滑手機、玩手機遊戲，更可能引發頸椎變形、視力影響等等文明病，反而造成身體更多的負擔與傷害。【更多關於社會文明化所衍生的健康問題，可參照本書第 6 章「要文明不要文明病」】

　　日常生活中，其實還有許多積極有效的紓壓方法，可以幫助我們改善、對抗壓力。例如腦科學研究發現，每天規律的散步、慢跑，可以幫助放空、放鬆心情，記憶力也能因此提升，若再結合每天 20 分鐘的有氧運動，更有助於刺激大腦，喚醒自身的抵抗力（參照：Hansen, 2020）。此外，每天充足的睡眠，以及定時、定量、均衡的飲食，也能幫助大腦休息、增強免疫力，讓身體獲得足夠的能量對抗壓力。

　　除了這些耳熟能詳的紓壓方法，我們還可以透過簡單的小技巧，來放鬆因為壓力而緊繃的身體，進而改變意念，達到舒緩壓力的目標。這一節將分別介紹腹式呼吸法、穴道腦療法、漸進式肌肉放鬆以及簡易伸展操等簡單但又經過醫學實證的紓壓方法。

一 ｜ 腹式呼吸法

　　回想我們的日常經驗，無論是被老師點名回答問題，眾目睽睽下發表自己的想法；或是和喜歡的人見面、在對方面前出糗時；又或是考試面試、快要遲到、心情急躁的時候，是不是總是不由自主地心跳加快、呼吸變淺或過快，手腳突然變得冰冷、忍不住顫抖打哆嗦呢？類似的體驗，就是周遭人、事、物引發緊張、焦慮的情緒，進而造成壓力、影響自主神經系統，透過生理以及身體狀態外顯表現的例子。簡單地說，就是我們的身體因為壓力而失去自主控制——這個時候，也就是身體需要「冷靜」放鬆的時刻了。

　　根據日本呼吸暨神經學專家本間生夫 2020 年發表的研究，無論是因為老化造成肺部肌力退化，或是緊張及壓力狀態下呼吸變得過快或太淺，都會減少獲取人體運作所需的氧氣；而呼出的二氧化碳減少，也會減緩體內有害物質的代謝和排出。此情況下，就容易演變成血液循環不佳、免疫力下降。長此以往，甚至會引發自律神經失調相關的症狀或疾病。為了減緩壓力對身體造成的負面危害，最簡單、且日常生活中無論何時都能實作的紓壓方法，就是「腹式呼吸法」。

　　所謂腹式呼吸法，並非如字面用腹部或胃來呼吸；而是運用腹部丹田的力量深深地呼吸，在吸氣時讓吸入的新鮮氧氣充滿整個肺部，使胸腔因此脹大，經由向下撐開的橫膈膜擠壓腹腔，使腹部微微隆起（詳見圖 13-1 所示）。此時包括肩膀、腰椎以及骨盆，都會因為胸腔及腹部的擴張而更加穩定，進而讓身體感到放鬆。相反的，當吐氣的時候，肺部及胸腔會隨著呼出的氣體排出而縮小。此時橫膈膜會趨於放鬆，稍稍向上方的胸腔推擠（詳見圖 13-2 所示）。

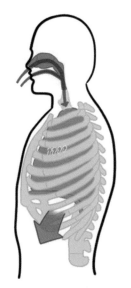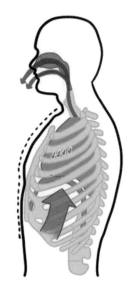

圖 13-1、13-2　透過 4 到 5 秒的吸氣，讓新鮮氧氣充滿整個肺部，脹大的胸腔輕輕擠壓腹腔，使腹部微微隆起；同樣維持 4 到 5 秒的吐氣，使橫膈膜放鬆，腹腔收縮、微微擠壓胸腔，就是腹式呼吸法的原理。

腹式呼吸法的施作方法非常簡單，包括：

1. 讓身體各個部位保持放鬆的狀態，並將腦海中的各種念頭暫時放下，專注感受自己原有的呼吸節奏和頻率。

2. 感受空氣從鼻子吸入，經過氣管慢慢進到肺部；好像吸入更多的能量、傳遞到身體的各個部位。吐氣時，也感受一下身體裡的老廢物質和不開心的經驗，隨著二氧化碳一起呼出，讓身體維持煥然一新的狀態。

3. 當身體隨著呼吸漸漸和緩，就可以試著運用腹式呼吸法更深地呼吸。讓每一次吸氣維持約莫 4 到 5 秒，每吐一口氣也同樣持續 4 到 5 秒。

4. 自然、不刻意地重複 4 到 5 秒的吸氣以及吐氣，持續大約 3 到 5 分鐘，讓腹式呼吸成為身體運作的一部分；或慢慢感覺身體放鬆、漸漸入睡。

上述這一簡單的步驟，無論是課堂上、通勤時，或是晚上平躺入睡前，又或是某些特定的緊張時刻，都可以養成習慣輕鬆施作。此一放鬆法可以幫助呼吸狀態趨於和緩平順，帶給身體足夠的氧氣。當身體充滿足夠的養分，也可以幫助維持自律神經平衡，亦即活化迷走神經。如此一來，就能漸次達到降低血壓，進而

減少心臟病以及心血管疾病的風險。在血糖控制、消化吸收以及和緩心情等方面，也能有所助益。

♥ 二｜穴道腦療法

你是不是有過經驗，在看到可愛的小貓、小狗，或是見到喜歡的偶像時控制不住自己的音調，輕聲飆高音「好可愛喔！」——之所以出現這種反應，或當我們見到喜歡的人、事、物時會興奮開心，從事喜歡的事情時總是樂此不疲、覺得時間過得特別快，就是因為大腦基底核（伏隔核）分泌出多巴胺（dopamine），使我們感到愉悅、快樂；並且在無形中幫助調節荷爾蒙，讓我們維持健康、放鬆的心情。除了多巴胺，血清張素（serotonin）也是幫助我們感受快樂、維持健康很重要的神經傳導物質。血清張素含量高的大腦，就像交通順暢的高速公路，運作更有效率。因此包括學習能力、記憶力、認知功能、睡眠品質、情緒控制以及壓力耐受度等等，都會相應促進。相反的，若是血清張素降低，可能會更容易感覺到各種生理問題或慢性疼痛（李世源，2016，頁 45）；甚至有可能引發憂鬱症以及攻擊行為等負面結果。

多巴胺以及血清張素的分泌，可以透過適度運動、健走、規律、均衡的飲食，以及多多接觸自己的興趣嗜好等不同方法加以刺激，建立起健康身體、正面心情、更強大的抗壓力這一紓壓正循環。除此之外，平時也可以透過「穴道腦療法」，藉由簡單的按壓手部穴道刺激大腦，增進腦內荷爾蒙的分泌。其原理及方法非常簡單，只要利用指尖，或是稍細的原子筆尾端持續按壓特定穴道超過 5秒，手部的末梢及小神經就會接收到刺激，並且將刺激訊號傳遞到位於脊柱的大神經。訊號傳導到腦部後，就會促使大腦分泌出更多的「腦內荷爾蒙」（加藤雅俊，2017）。【穴道刺激的詳細原理與刺激方法、對應症狀，可參考本書第 11章「經絡與穴道按摩」】

以下將分別介紹最符合日常需要，包括「合谷穴」、「魚際穴」、「少商穴」以及「指間欠穴」等四個手部穴道的位置及效用。

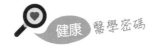

合谷穴

合谷穴位於拇指和食指骨頭相連接、靠近食指及掌骨一側的位置。按壓合谷穴時，按點痠痛的刺激感會刺激腦部，使其分泌更多腦內啡。腦內啡除了具有鎮痛效果，幫助減緩長期壓力造成的頭痛，或是肩頸、手臂等慢性疼痛；同時也能消除體內過多的熱氣，促進放鬆。

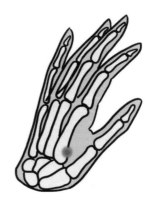

但必須小心的是，懷孕期間應禁止按壓此穴位，以免過度刺激造成意外傷害。

魚際穴

拇指下面，靠近手腕的突起部分，就是魚際穴的位置。如前述，當我們感覺到壓力或是焦慮的時候，呼吸常常會變得急促或短淺。藉由按壓魚際穴，可以幫助心跳趨於平穩，呼吸也會更為平緩、深長。

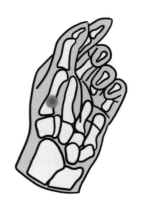

由於對呼吸的頻率具有調節作用，魚際穴的刺激也有助於促進心肺機能的安定。因此能夠提高免疫力，幫助抵禦感冒。是紓壓與保健都能兼顧的穴道之一。

少商穴

雙手拇指指甲外側，靠近指甲底邊及側邊轉角處，即少商穴所在。可以藉由另一隻手的食指固定受壓的拇指，再以拇指輕輕搓揉按壓穴位點，使穴位感到微微的痠脹感。按摩少商穴具有開竅提神的效果，精神不濟或想打瞌睡時，可以刺激此穴位提振精神。

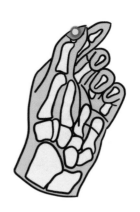

此外，由於少商穴是手太陰肺經末端的穴位，在季節交替時，也能幫助舒緩過敏或者花粉症帶來的不適。感冒時也有緩解症狀，減緩扁桃腺發炎、咽喉腫痛，退燒、改善喉嚨痛等功效。

指間欠穴

從食指依序到小指，各指骨間的交界部位，都是指間欠穴。按壓此穴位時，可以另一隻手的拇指和食指夾住受壓的指間，方便施力。

按壓指間欠穴的痠痛感，能刺激血清張素的分泌。除具有安定精神的功效，也能促進手部的血液循環。因為緊張或焦慮而血液循環不良，導致手腳冰冷時，尤其適合按壓此穴位，以快速減緩不適。

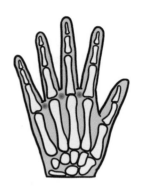

三｜漸進式肌肉放鬆

1920 年代，來自美國的內科及身心醫學科醫師，同時也是病理學家的艾文・雅各布森（Edmund Jacobson）為了幫助其患者緩解焦慮症狀，設計發明出漸進式肌肉放鬆法。雖然至今時隔已逾一世紀，此一方法仍是日常養生放鬆以及身心醫學科最常運用的放鬆法。

顧名思義，漸進式肌肉放鬆就是要一步一步、循序漸進地，藉由緩慢緊繃、再到緩慢放鬆的往復過程，讓身體不同部位肌肉群得到深度舒緩。更多關於漸進式肌肉放鬆的原理，可以參考日本國立精神暨神經醫療研究中心認知行動療法中心所長大野裕的著作《心情快速回暖法：認識認知療法》。以下參考國內「健談網 havemary.com」的設計，分別介紹手部、肩頸背部、臉部以及腿部等不同部位肌肉群的漸進放鬆法。

手部

手部肌肉放鬆包含雙手平舉用力握拳、雙手平舉平推，以及雙肘平舉內夾等三個動作。施作「雙手平舉用力握拳」前，可以先靜下心，嘗試放鬆肩膀以及身體各部位。待感覺較為平靜時，再慢慢平舉雙手，同時注意保持肩膀放鬆，避免雙肩用力或不自覺地聳肩。花 4 到 6 秒的時間慢慢地讓手指、手腕以及前臂用力，以握緊雙手拳頭。緊握維持 3 到 5 秒後，再慢

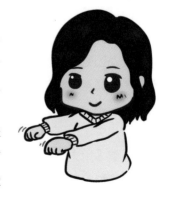

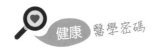
慢放鬆用力的部位，讓各部位感到深度舒緩。這個動作除了可以感受前臂至手掌各部位緊繃以及放鬆的差異；用力的過程中，指間以及手掌肌肉的緊繃也會微微地刺激手掌的各個穴道，一舉多得。

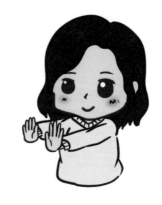

除了上述，手部肌肉也可以透過「雙手平舉平推」這一動作，達到舒緩的效果。與前一動作相似，只要維持肩膀呈放鬆狀態，慢慢平舉雙手，以 4 到 6 秒的時間慢慢將手掌往前平推到極限。維持前推約 3 到 5 秒後，再慢慢放鬆前臂、雙手慢慢放下，如此就可以放鬆前臂以及手肘等部位的肌肉。

有健身習慣的人，對於「雙肘平舉內夾」這個動作一定不陌生。這一動作主要是要放鬆雙手上臂肌肉群（即肱二頭肌）。只要維持前臂與上臂呈 90 度角、雙手平舉於身體兩側，接著慢慢地靠攏雙手前臂以及手肘於胸前。維持約 5 到 6 秒後再慢慢將雙臂回轉到平舉於身體兩側即可。

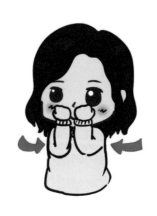

施作這一動作時，要留意上臂始終保持平舉，且前臂與上臂呈 90 度角，才具效果。若肌耐力足夠，也可以試著以雙手各舉一個輕量的啞鈴或裝滿的礦泉水瓶，更能達到深度放鬆。

肩頸背部

當我們長時間久坐看書或打電腦，或者肩膀肌肉因為壓力而不自覺繃緊，常常會造成肩、頸甚至上背部肌肉痠痛的問題。此時就可以透過「用力聳肩」、「下巴貼胸」以及「上背夾緊」三個不同動作放鬆舒緩。

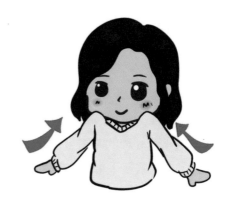

施作「用力聳肩」時，同樣先維持肩膀及上身放鬆的狀態，再以 4 到 6 秒慢慢抬高

兩側肩膀，使肩膀盡可能貼近耳朵。維持聳肩約 5 到 6 秒後，再慢慢放鬆，讓肩膀回到自然放鬆時的位置。

同樣對肩膀以及頸部肌肉有放鬆效果的，還有「下巴貼胸」這一動作。只要在放鬆、維持上半身直立的狀態下，慢慢將頭往前傾，讓下巴盡可能貼近胸口。同樣維持 5 到 6 秒後再慢慢放鬆，回復到平時的姿態，即可放鬆頸後以及兩肩的肌肉群。

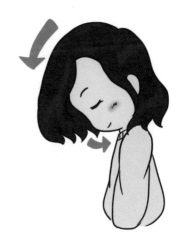

成語中的「病入膏肓」，即古時候人們形容長期承受肩頸痠痛、上背痛，無法治癒、痛不欲生的狀況。為了避免或減緩壓力造成上背部的不適，平時可以試著以小朋友討抱抱、起飛時的姿勢，將兩側肩膀往後背集中、夾緊。維持數秒後再慢慢放鬆，即可幫助後背、肩膀以及前胸肌肉深度放鬆。

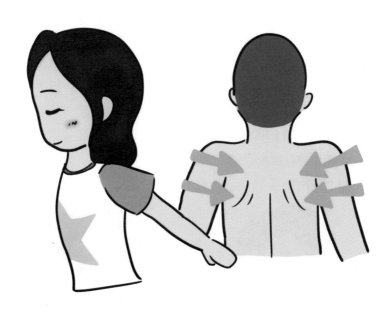

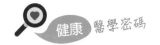

臉部

　　長時間盯著電腦或手機，是不是常常覺得眼睛乾澀不適呢？或者因壓力失眠、睡眠不足時，是不是有雙頰水腫的困擾？有此些問題時，可以分別透過「揚眉皺額」、「緊閉雙眼」以及「收頜讀一」、「緊閉雙唇」等四個臉部練習，來放鬆眼睛周圍以及雙頰的肌肉群。

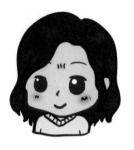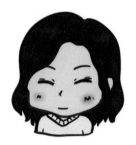

　　眼部的部分，只要將眉毛往上揚，同時將額頭往中間皺緊，每次維持約 3 到 5 秒；或是用力地將雙眼閉到最緊，讓眼睛周圍的肌肉維持繃緊約 3 到 5 秒，就可以放鬆眼部周圍肌肉，同時也藉肌肉的力量輕輕刺激周圍穴道。不過要留意，我們的眼球非常脆弱。因此施作「緊閉雙眼」時不要維持太久的時間，以免造成眼睛不適。

　　在韓國及日本的影視作品或娛樂節目中，常常可見到藝人拿著塑膠滾輪按摩雙頰，藉此消除水腫，或幫助雙頰維持肌力。只要平時養成習慣，收起下顎，同時維持讀「一」的嘴型，讓雙頰肌肉維持緊繃幾秒後再慢慢放鬆。或者是將上、下嘴唇往內收，用力地閉上嘴巴，同樣維持嘴巴周圍肌肉幾秒鐘的緊繃後再慢慢放鬆，一樣可以達到放鬆臉部肌肉，維持雙頰肌力的功效。這兩個動作，也就是「收頜讀一」和「緊閉雙唇」。

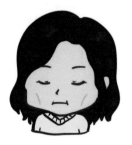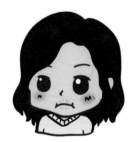

腿部

打工久站或長時間步行後，小腿是不是很容易出現沉重、腫脹、無力等不適感呢？此時就可以利用「雙腿前伸」和「腳掌上揚」兩個動作，幫助舒緩緊繃的肌肉。只要呈兩腿前伸的坐姿，以大腿靠近膕窩（即膝蓋後側，大腿及小腿連接彎曲處）附近的肌肉群用力，將雙腿盡可能向前伸直，並維持數秒鐘。或是同樣呈坐姿，以小腿及腳踝附近的肌肉群用力，將腳趾尖盡可能向上、往自己的方向翹起，就可以分別深度舒緩腿部的各個肌肉群。

施作這兩個動作時要特別留意量力而為即可，以免因為久站或壓力而使已緊繃的肌肉過度施力，反而造成抽筋等不適症狀。

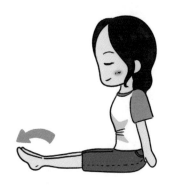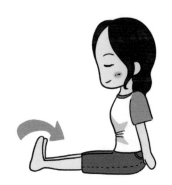

四 ｜ 簡易伸展操

若是長期承擔壓力或煩心事，又或是長時間處於緊張狀態，肩、頸及背部肌肉很容易感到僵硬、痠痛。長此以往甚至會引發偏頭痛等更嚴重的疼痛問題。此時就可以結合腹式呼吸法以及不同的舒展姿勢，幫助舒緩肩頸、頭部以及上背部的慢性疼痛問題，同時緩解緊張的情緒、恢復心平氣和。

方法很簡單，只要先坐直放鬆，嘗試以腹式呼吸法調節呼吸節奏，使呼吸頻率趨於和緩。接著：

1. 在放鬆肩頸，兩手自然下垂的狀態下，慢慢地深深吸氣，同時慢慢地抬高下顎至極限，使後頸感到緊繃。

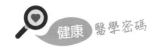
2. 維持抬下顎、後頸緊繃的姿勢約 5 到 6 秒，此時先嘗試憋住呼吸。

3. 緊接著慢慢地吐氣，同時讓頭恢復到自然放鬆的位置。

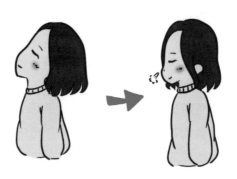

重複上述動作，舒緩放鬆頸部肌肉 3 至 5 次後，可以再透過擴胸運動，逐步放鬆肩膀、後背以及前胸。步驟包括：

1. 先放鬆肩膀，接著深深吸氣、聳肩，讓肩膀盡可能接近耳朵。同時兩手輕握空拳，平舉至胸前。

2. 暫時憋住呼吸，維持肩膀及後頸肌肉緊繃約 5 到 6 秒。

3. 接著如擴胸運動，將雙手往後拉開，同時深深吐氣。此時肩膀和肩胛骨附近的肌肉需稍微用力，但肩膀保持自然，雙臂維持向兩側平舉即可，不需聳肩。

4. 同樣憋住呼吸，維持肩膀及肩胛緊繃約 5 到 6 秒。

5. 最後放鬆肩、頸及肩胛，同時雙手自然放下，吐出最後一口氣，達到放鬆狀態。

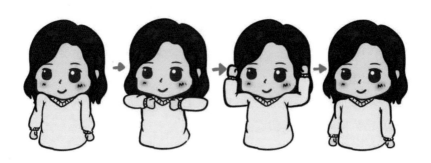

參 日常紓壓小叮嚀

本章簡要介紹簡單但又具醫學實證的紓壓方法，讓我們在緊張高壓的生活中能輕易地舒緩身、心壓力。除了這些方法，日常生活中也可以透過一些小技巧，幫助自己「轉念」，為緊張的生活找到更多熱情。

若在讀書、工作卡關時，可以適時地停下手邊工作，嘗試讓大腦短暫清空。例如為自己泡一杯茶或咖啡，煮一頓簡單又富有成就感的晚餐；或完成一些生活中微不足道的「瑣事」，藉以轉移注意力，讓大腦如同電腦硬碟般獲得重組。此外，也可以藉由培養電腦、手機等資訊產品以外的興趣，嘗試靜心閱讀，或培養、投入自己感興趣，且能在短時間內獲得小成果的休閒嗜好。透過學習與完成嗜好的過程增進成就感，就能為高度運轉的大腦重新注入活力。

當然，生活中不可能事事順遂，也不是所有目標都能如願實現達成。因此平時除了為自己列下生活或工作目標，也可以適時反思，想想哪些目標與實際狀況不太切合？哪些想像及計畫忽略了現實，不可能實現？在努力成就各種人生計畫的同時，寫下「不實現清單」提醒自己。如此就能幫助釐清真正想作而且有能力實踐的目標，避免耗費過多的精神和專注力在不必要的人、事、物上頭，防止既徒勞，又因挫折感平添壓力的狀況一再發生。

除了外在環境以及學習、工作造成的壓力，有些人也可能因為心思較為細膩敏感，以至於不由自主地「想太多」。擁有這類個性的人，通常較為內斂，時常自我反思，或是對某一事物有更深刻的思考與見解。也因為細心，而能兼顧許多小細節，因此常常是生活中值得信賴的好夥伴。

只是，細膩的心思確實容易讓大腦無時無刻處於緊張擔憂的狀態，為自己增添煩惱。若自己屬於此類個性，不需煩惱或自責。只需要時常關注自己內心的想法；同時了解到即使自己的表現或周遭的人事物不如想像，也只是現實生活中的一部分。拋開過度的自責和罪惡感，嘗試在錯誤中反思改進、學習成長。與人相處時，也毋需時時刻刻想著應和、討好他人，或過分在乎他人對自己的評價。只要表現出原本、自然的自己，並且善用同理心與換位思考。明確表達自己喜惡的界線，同時也尊重他人的想法、真誠待人，就能慢慢開始改善人際之間所造成的壓力（Sand, 2017）。

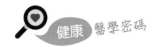

如同前述，每一個人在不同時候、不同階段，都會面臨各式各樣的壓力。只要給自己的思緒和身體一點喘息空間，善用紓解壓力的小技巧，其實壓力也可以是促進我們繼續前進的推動力。

參考資料

一、書籍

- 大野裕著，葉秀玲譯（2020），《心情快速回暖法：認識認知療法》。臺北市：書泉。

- 本間生夫著，李友君譯（2020），《最強呼吸法：穩定情緒、提升免疫力，從呼吸中找回改變人生的關鍵！》。臺北市：健行文化。

- 加藤雅俊著，胡汶廷譯（2017），《按壓手穴道，釋放壞情緒》。臺北市：采實文化。

- 李世源（2016），《跟壓力和解：擺脫惶恐不安、焦躁易怒，為情緒舒壓》。臺北市：上奇時代。

- 沈藍一（2014），《1分鐘正向思考：發揮正能量魔力的微心理逆轉術》。新北市：悅讀名品。

- 謝明憲（2018），《開心紓壓：給壓力一族的心靈妙方》。臺北市：心靈工坊。

- Alberti, F. B. 著，涂瑋瑛譯（2020），《寂寞的誕生：寂寞為何成為現代流行病？》。臺北市：商周出版。

- Hansen, A. 著，張雪瑩譯（2020），《真正的快樂處方：瑞典國民書！腦科學實證的健康生活提案》。臺北市：究竟。

- Maté, G. 著，李佳緣譯（2019），《當身體說不的時候：過度壓抑情緒、長期承受壓力，身體會代替你反抗》。臺北市：遠流。

- Sand, I. 著，呂盈璇譯（2017），《高敏感是種天賦：肯定自己

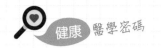
的獨特,感受更多、想像更多、創造更多,改善關係》。臺北市:三采文化。

• Wright, H. N. 著,劉如菁譯(2014),《正向幸福學:心理專家教你重構正向思考,取代負面自我對話,幫助你提昇自信,改善關係》。臺北市:財團法人基督教宇宙光全人關懷機構。

二、資訊網站

• 健談網havemary.com(2017)。漸進式肌肉放鬆法:手部篇。網址:https://havemary.com/article.php?id=4346。

• 健談網havemary.com(2017)。漸進式肌肉放鬆法:臉部篇。網址:https://havemary.com/article.php?id=4349。

• 健談網havemary.com(2017)。漸進式肌肉放鬆法:身體篇。網址:https://havemary.com/article.php?id=4359。

• 衛生福利部國民健康署(2021)。壓力指數測量表。網址:https://health99.hpa.gov.tw/onlineQuiz/pressure。

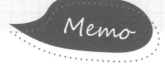

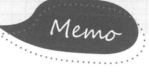

Memo

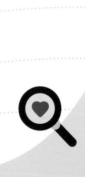

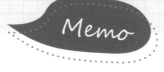

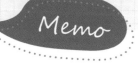

Memo